食事をガマンしないで

血糖値を下げる方法

薬剤師・体内環境師

加藤雅俊

マガジンハウス

はじめに

本書を手に取ってくださった皆さんは、なんらかの理由で「血糖値」が気になっている方々でしょう。

健康診断の血糖値検査でよくない判定が出たのかもしれませんし、糖尿病家系なのでご自分もいずれ発病するのでは、と不安なのかもしれません。とはいえ「なぜ血糖値が高いとマズいのか」という理由を、はっきりと答えられる人は少ないのではないでしょうか。

中には、検診で数値が高く出ても、飲み会で「血糖値が高くなってさ（笑）」と軽口を叩くだけで終わるという人も多いように感じます。

しかしこれだけは認識しておいてください。**糖尿病は命にかかわる病気**です。

その前段階においても、失明や足の切断など甚大なダメージを受けます。また、腎臓が機能しなくなると1日おきに病院に行って透析しなくてはならず、その生活が一生続きます。何より**恐いのは、そういった危険な状況に陥るほんの手前まで、本人には自覚症状が出ない**ということです。

食事制限だけでは糖尿病は防げない

糖尿病について詳しくは知らない方も、「つらい食事制限を課される」病気だということはイメージとしてお持ちでしょう。

実際、**糖尿病になると、医師から厳しい食事制限を課され**ます。書店に「おいしい糖尿病食」といったタイトルの書籍がたくさん並んでいることからも、その食生活の味気無さやつらさはお分かりいただけると思います。

高血糖を抑えるために、自主的に糖質やおやつ、お酒などをガマンしている方もいるようですが、実はそれでは根本的な問題解決になっていません。それどころか、まだ典型的な糖尿病の症状が出ていないのであれば、**そもそも食事制限はする必要すらありません**。

本書は最新の科学的な知見やデータ、そして私が以前、製薬会社で糖尿病検査薬の開発チームにいた経験や薬剤師としてこれまでに培ってきた知識をもとに、高血糖の発生メカニズムを明らかにし、**食事制限なしで血糖値を下げる方法**をご紹介するものです。

必要なのは、1日3分の運動だけ。

エクササイズの方法は本書の冒頭、第1章でさっそくご紹介しますが、なぜ食事制限をしないでいいのか、なぜそれでも血糖値を下げることができるのか、その理由も第2章以降で順次ご説明してゆきます。

糖を効果的に燃やす画期的な方法

糖尿病をわずらっている人の数は年々増えており、平成28年の「国民健康・栄養調査」によると、「糖尿病が強く疑われる者」は約1000万人と過去最多であることが明らかになりました。（図1）

高血糖の状態が慢性的に続くと、インスリンと呼ばれるホルモンの働きがどんどん低下して、

図1 日本における「糖尿病が強く疑われる者」の推移

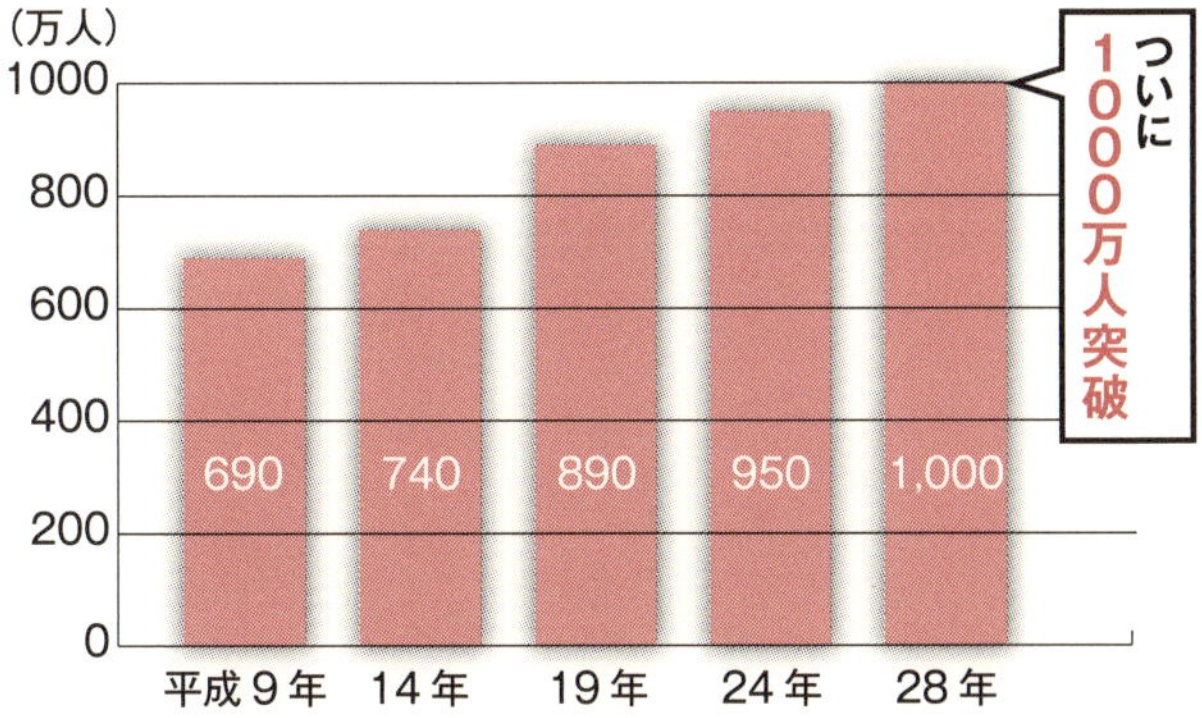

出典：平成28年「国民健康・栄養調査」
全国の10,745世帯を対象に実施

最後には枯渇します。インスリンは、体内のあらゆる部位の細胞に栄養（ブドウ糖）を運んでいるため、その働きが低下すると、細胞に栄養が行きわたらなくなって細胞は弱っていきます。冒頭でお伝えした失明や足の切断といった悲劇もそのために起こります。

こうなってしまう前に、血糖値を下げなくてはなりません。

そのために「食事制限」という「てっとり早い方法」が出てくるわけですが、お伝えしたとおり、実はこれでは根本的な問題解決にはなっていません。

なぜなら**問題の本質は、「糖質の摂取の多さ」より、「糖質の消費の少なさ」にある**からです。

つまり、**運動不足**です。

一生懸命運動しているけど、血糖値がなかなか下がらないという人もいると思いますが、それは「運動の仕方が間違っている」からです。

のちほど詳しくお伝えしますが、人間の体には「脂肪を燃料にする筋肉」と「糖を燃料にする筋肉」の2種類があります。

高血糖を治すには、「糖を燃料にする筋肉」を動かさなければいけません。

さらにいえば、同じ「糖を燃料にする筋肉」でも、それが大量にある部位を、集中的に動かすことが重要なのです。

鍵は「インスリン受容体」の活性化

高血糖とは「血液の中にブドウ糖が余っている状態」です。適度に体を動かしていれば、ブドウ糖は細胞に運ばれてどんどん消費されていくので、余ることはありません。

では体を動かさなかったらどうなるでしょうか。細胞が活動しないということは、エネルギーが要らないということです。そうなると血液を流れてブドウ糖がやってきたとしても、不要だからとその受け入れを細胞が拒んでしまうのです。その結果として、ブドウ糖は血液の中にあふれていくことになります。

さらに、運動不足によって全身の筋肉が衰えていくのも大きな問題です。なぜなら、筋肉は人体における最大のブドウ糖の燃焼工場だからです。**血糖の約80％は骨格筋に取り込まれる**ことも知られています。

筋肉の細胞の中には、インスリンと連動して糖を取り込むサポートをおこなっている「**インスリン受容体**」があります。筋肉が衰えて筋量が減ると、インスリン受容体も少なくなるため、糖はますます消費されにくくなっていきます。

カリフォルニア大学ロサンゼルス校のPreethi Srikanthan博士らが2011年に発表した研究によると、体重に対する**筋肉の比率が10％増えると、**

糖尿病予備軍になるリスクは23％減少したと言います。

これで、糖尿病を改善するには「運動」が不可欠だということがおわかりいただけたのではないでしょうか。

自覚症状のある人は、運動の前に医師のチェックを！

ただし、糖尿病がすでに進行してしまっている場合、不用意に運動をおこなうと神経衰弱や不整脈、血圧の上昇などを誘発し、体調に異変をきたすおそれがあります。

次のような症状に、ひとつでも該当するものがあるようなら、糖尿病が進行してしまっている可能性があるため、本書のエクササイズをおこなう前に必ず医師に相談してください。

□すぐにのどが渇き、水をたくさん飲んでしまう
□甘いものが急に欲しくなる
□体が疲れやすく、常にだるさを感じる
□頻尿になった、または尿の量が増えた
□食事の量はしっかりとっているのに、体重が減っていく
□目がかすむ
□足に痺れを感じる

一日たった3分のエクササイズで血糖値が下がる!

血糖値を安定させ、糖尿病を予防するには、継続的な運動が欠かせません。

とはいえ、「毎日運動できるようなら苦労しないよ」と思った読者の方もいることでしょう。確かに、医師が勧めるように「一日1万歩を目指しまし

ょう！」などと言われても、実行可能な人は少ないと思います。

でも、どうぞ安心してください。

私が本書でおすすめする「加藤式・降糖メソッド」に必要なのは、毎日たったの３分。

このメソッドには、先ほどちらりとご説明した「インスリン受容体」を効率よく増やすための工夫が詰め込まれています（インスリン受容体については、第３章で詳しく説明しています）。ですから、毎日３分間の簡単なエクササイズを続けるだけで、どんどん糖が燃えやすい体になっていくのです。

好物の麺類やごはん、それにスイーツやお酒も楽しみながら、効率よく血糖値を下げていきましょう！

食事をガマンしないで血糖値を下げる方法 ―― 目次

第2章

血糖値と糖尿病の基礎知識

第3章

加藤式・降糖メソッドのしくみ

第4章 糖尿病にまつわる誤解

第5章

血糖値を下げる生活習慣

第1章

加藤式・降糖メソッド「基本エクササイズ」

一日3分でOKの「加藤式・降糖メソッド」

この章では、一日たった3分間のエクササイズで、糖を燃やし尽くせる「加藤式・降糖メソッド」を紹介していきます。

このエクササイズが、血糖値のコントロールに大きな効果を発揮するしくみは、第3章で詳しく解説していますが、ここではざっくり「**糖を効率よく燃やすために不可欠な『インスリン受容体』を増やすためのエクササイズ**」であるということだけ、覚えておいてください。

効率を考えると、**糖の最大の燃焼工場である「大きな部位の筋肉」に特化して動かしていく**のが近道になります。

エクササイズを始める前に、インターネットが見られる方は、ＹｏｕＴｕ

ｂｅにアクセスして「加藤式・降糖メソッド」で検索（もしくは下のＱＲコードでアクセス）してみてください。

こちらでは、**３分間のエクササイズを通して私自身がご紹介しています**。一度観れば、流れをつかめるでしょう。

加藤式・降糖メソッドは、３分間のエクササイズをノンストップでやりきることがとても重要です。でも、運動の途中でやり方がわからなくなったりしたら困りますよね。ご安心ください。本書では、動きのガイダンスの入ったオリジナルの楽曲を無料でダウンロードすることができます。音楽なしでも、もちろんエクササイズはおこなえますが、音楽に合わせて動けば、途中で動きを止めることなくスムーズにやりきることができます。

オーディオ配信サービス「ＦｅＢｅ」からダウンロードできますので、ぜひスマートフォンなどに入れてご利用ください。

詳しいダウンロード方法は、巻末（１６６ページ）でご紹介しています。

糖を最短で効率よく燃やすには「高速で動く」のがポイントです。

前ページでご紹介したオリジナル楽曲は、かなりテンポが速いので、こちらのリズムに合わせて動くだけでも「全速力」になります。

もっとも、最初からこのリズムについていくのは大変かもしれません。

そんなときはあまり無理をせず、自分のできる範囲で、なるべくゆっくりにならないように動いてみてください。

大切なのは、リズムに乗ろうとする気持ち。エクササイズを続けているうちに、きっとついていけるようになるでしょう。


降糖メソッドでは「エア縄跳び」「ひざキック」「エアバスケ」の3つの動作を、左ページの①から⑥の順番でおこなっていきます。

動きはとてもシンプルなので、一度やってみればすぐに覚えてしまうこと間違いなし！　無理なく毎日の習慣に取り入れられるはずです。

図2 エクササイズの流れ

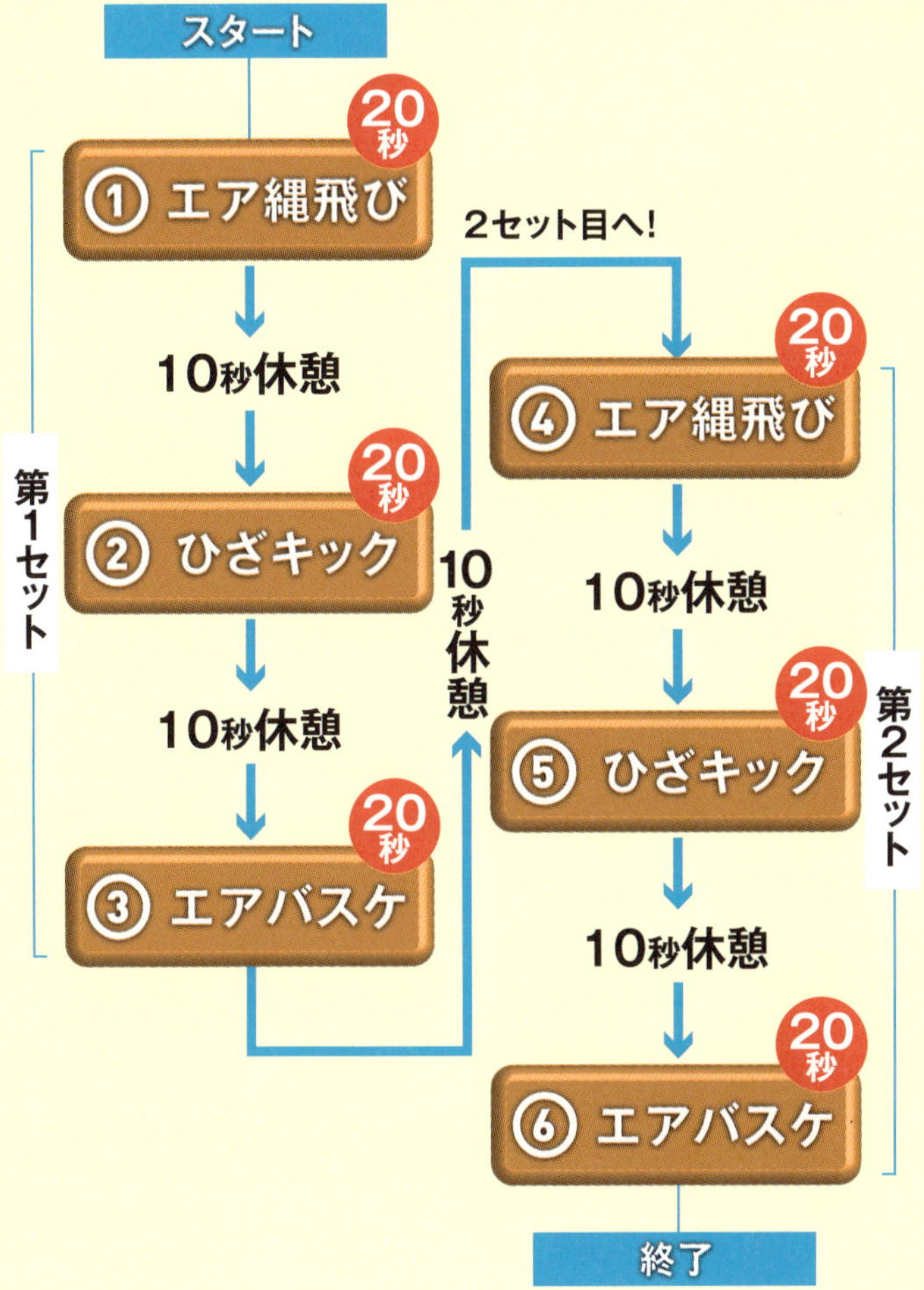

エア縄跳び

まずは、眠っている筋肉を目覚めさせるために、縄跳びの要領でジャンプしましょう。なるべく高速で、高く跳ぶことによって、早くも糖が燃えはじめます。

1

縄跳びのロープを持っているイメージで立ちます。両脚は軽く開いて。

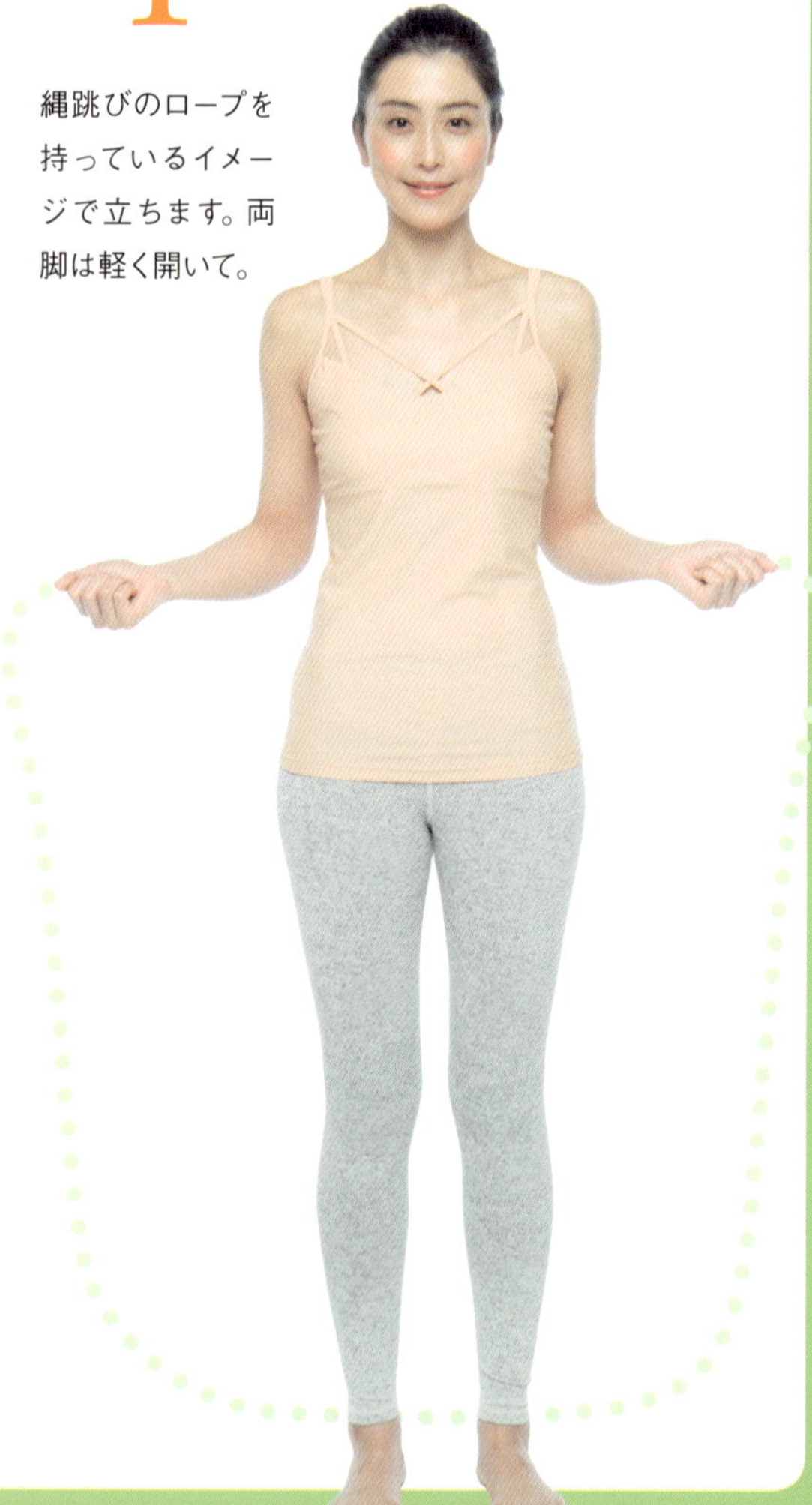

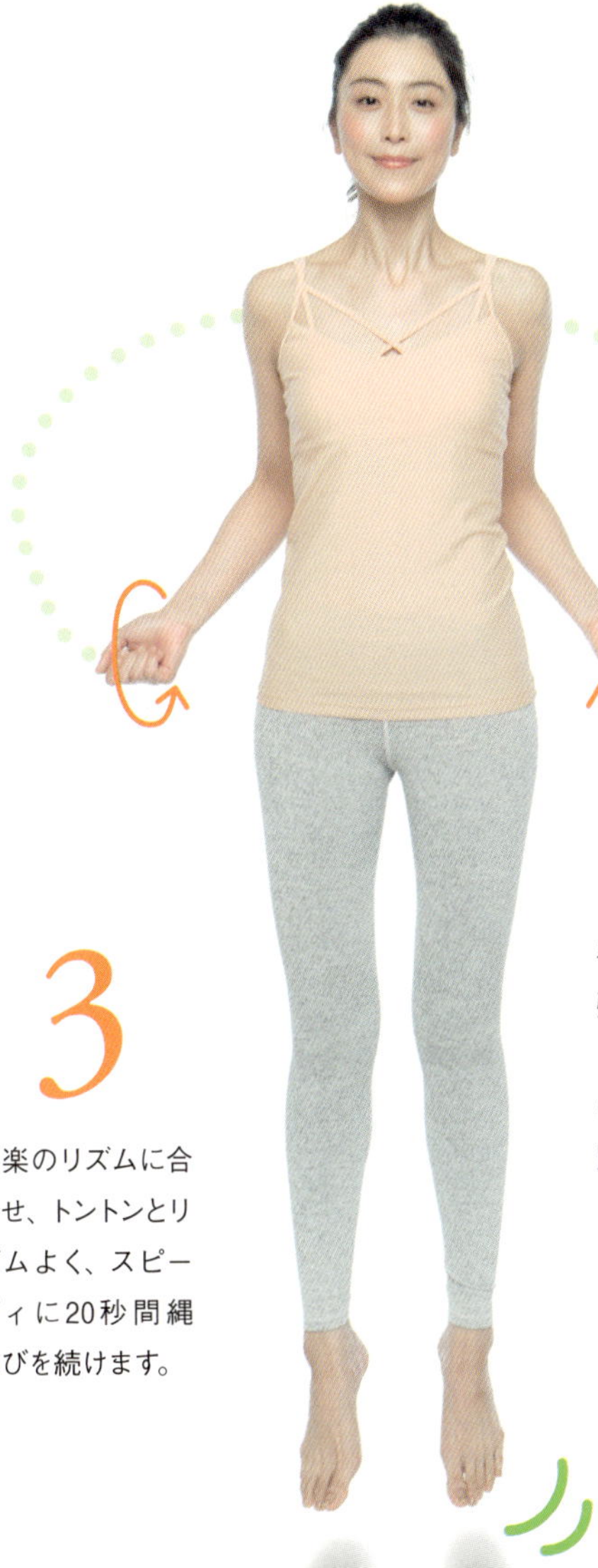

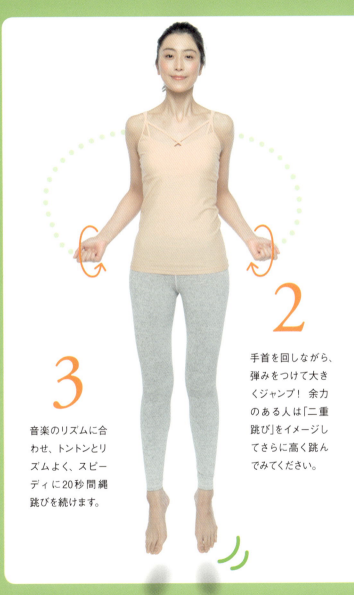

2

手首を回しながら、弾みをつけて大きくジャンプ！ 余力のある人は「二重跳び」をイメージしてさらに高く跳んでみてください。

3

音楽のリズムに合わせ、トントンとリズムよく、スピーディに20秒間縄跳びを続けます。

ひざキック

キックボクシングをイメージしたエクササイズ。上半身を大きくひねる動作と、ひざを大きく蹴り上げる動作を同時におこない、お腹・太ももとお尻の筋肉を集中的に動かします。

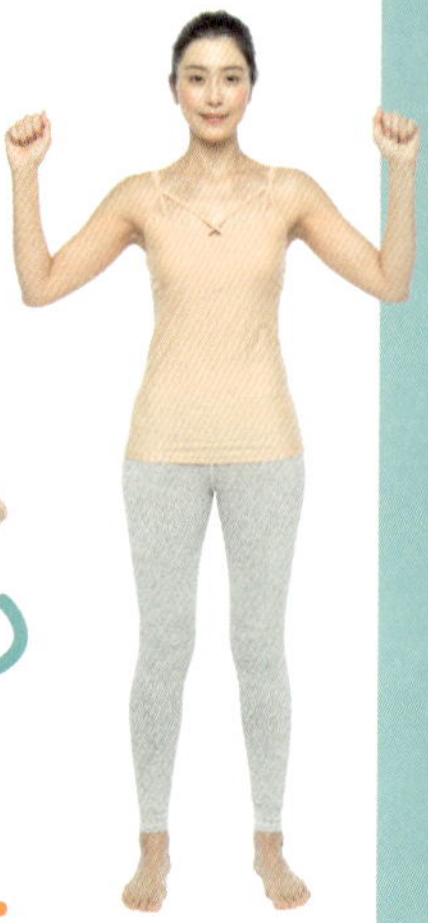

1

両腕を軽く曲げ、両脚を肩幅くらいに開いて立ちます。

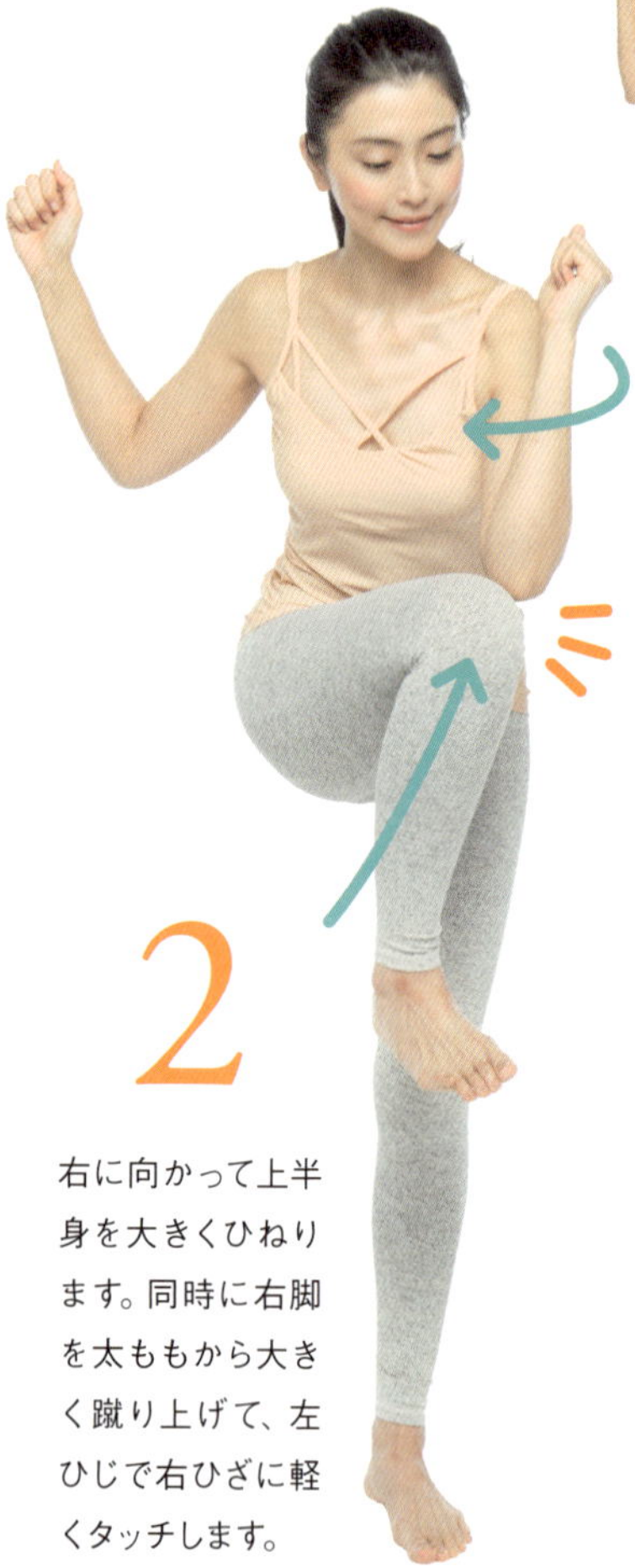

2

右に向かって上半身を大きくひねります。同時に右脚を太ももから大きく蹴り上げて、左ひじで右ひざに軽くタッチします。

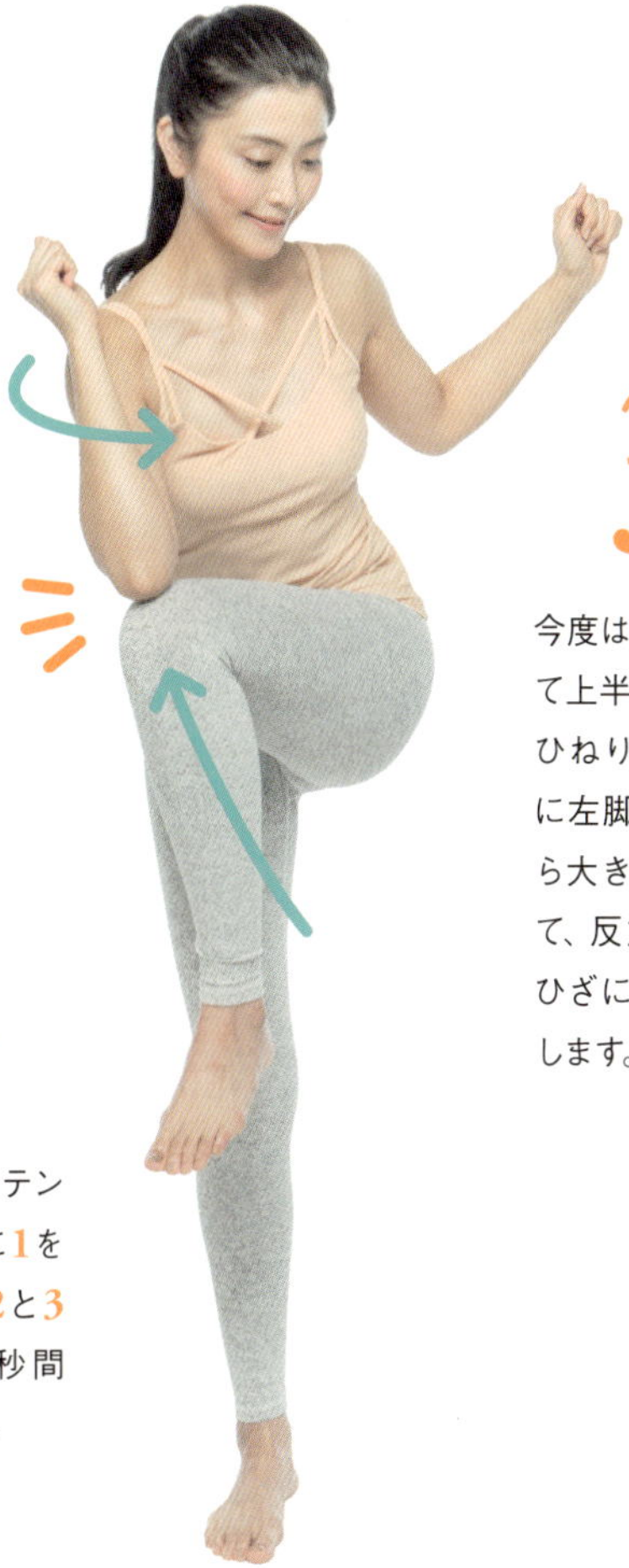

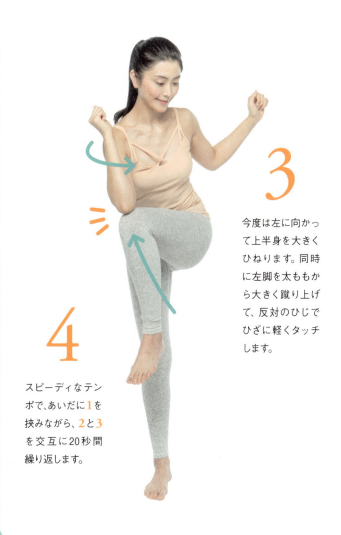

3

今度は左に向かって上半身を大きくひねります。同時に左脚を太ももから大きく蹴り上げて、反対のひじでひざに軽くタッチします。

4

スピーディなテンポで、あいだに1を挟みながら、2と3を交互に20秒間繰り返します。

エアバスケ

バスケットボールのシュートをイメージしたエクササイズ。深く腰を落とす動作と、上半身を大きく伸ばす動作で、太ももと背中、体の側面の筋肉を集中的に動かします。

1

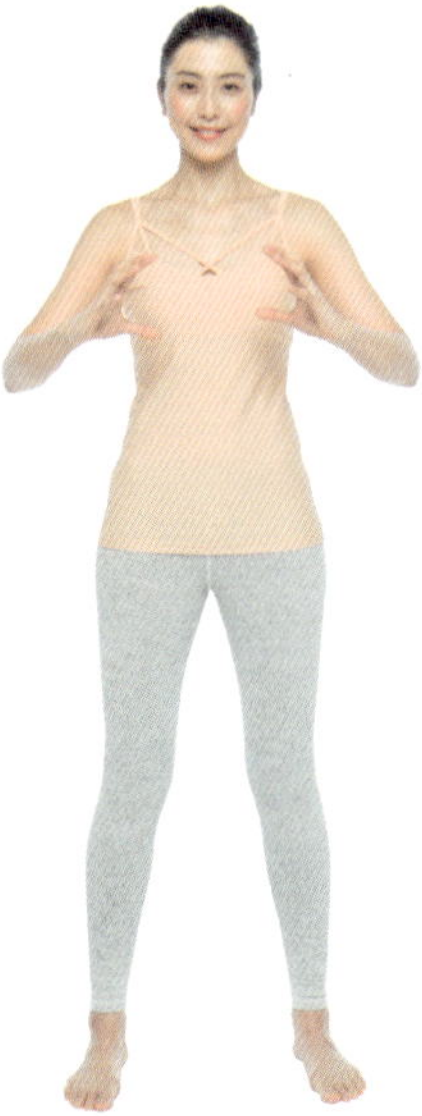

両脚を肩幅くらいに開いて立ちます。手にはバスケットボールを持っているイメージで。

2

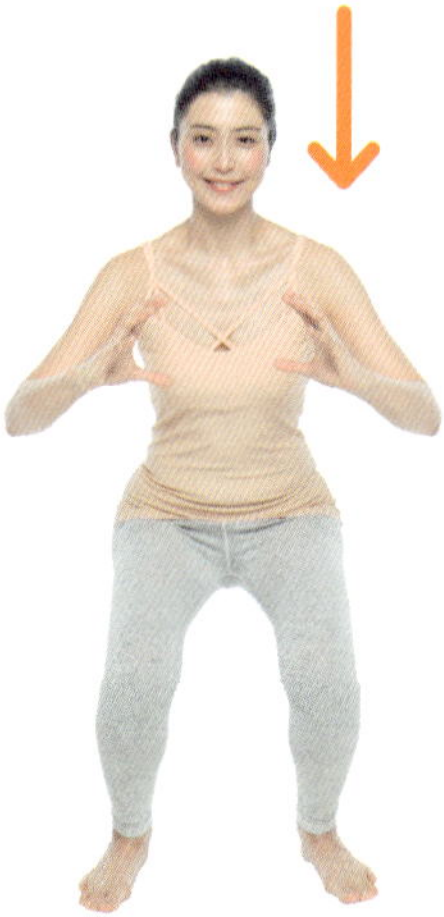

思い切り深く腰を落とします。ひざを90度以上曲げるのが目安。このとき、太ももの筋肉が一生懸命動いています。

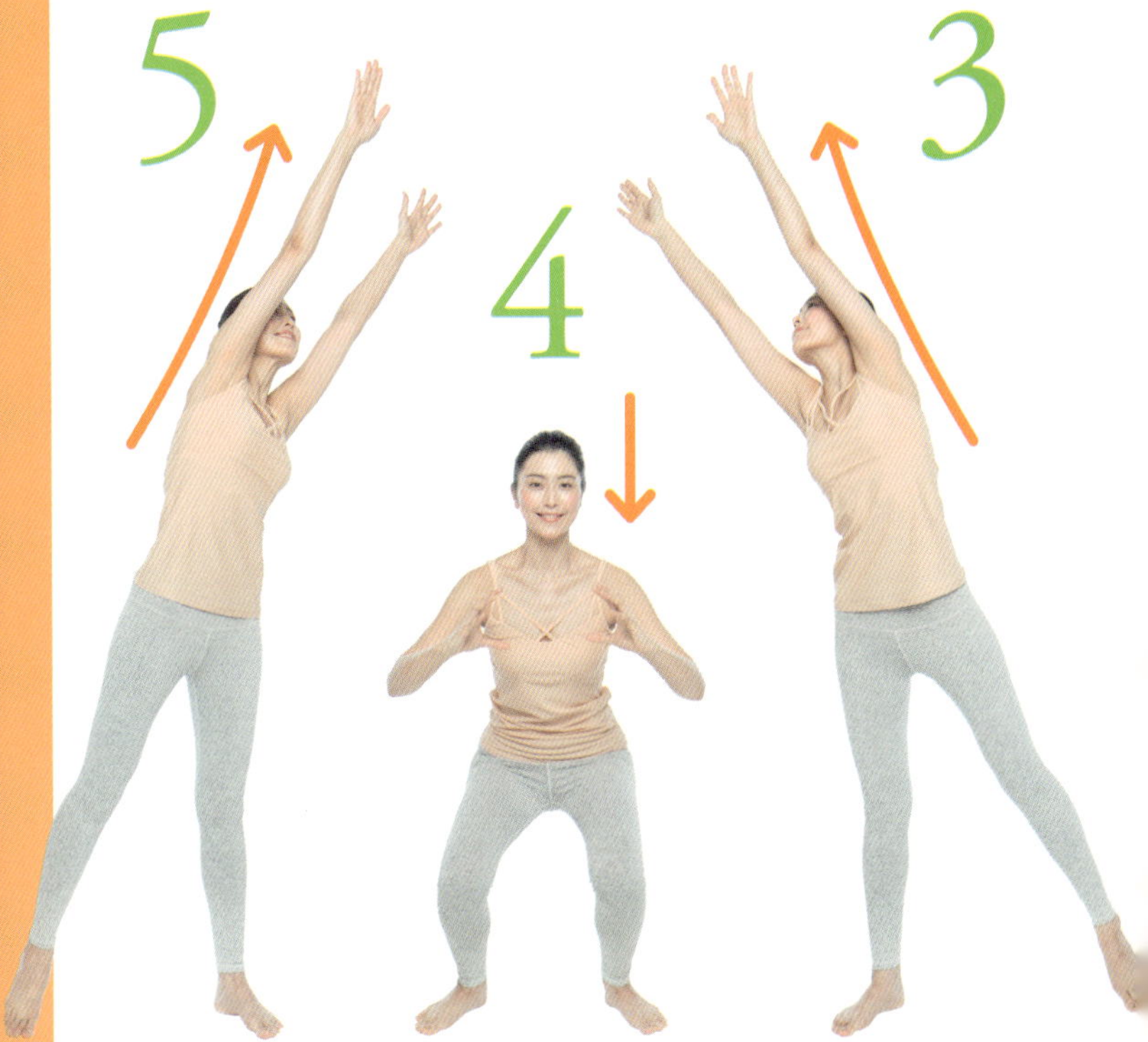

間髪を入れず、今度は左側に向かって勢いよくシュートを決めましょう。この一連の動作を20秒間、テンポを落とさずに続けます。

スピーディなテンポをキープしながら、なるべく深く、ひざをきちんと曲げるようにして、ふたたび腰を落とします。

間髪を入れず、右側に向かってなるべく遠くにシュートを決めるイメージで、勢いをつけて上半身を伸ばします。軽くジャンプしてもOK。背中の筋肉を集中的に動かします。

番外編

散歩しながらエクササイズ！
肩甲骨ウォーキング

「ウォーキング」を習慣にしている人もいると思いますが、残念ながら漫然とウォーキングしているだけでは、効率よく糖を燃やすことはできません。

ポイントはやはり「背中を大きく動かすこと」。マラソンの選手をイメージするとわ

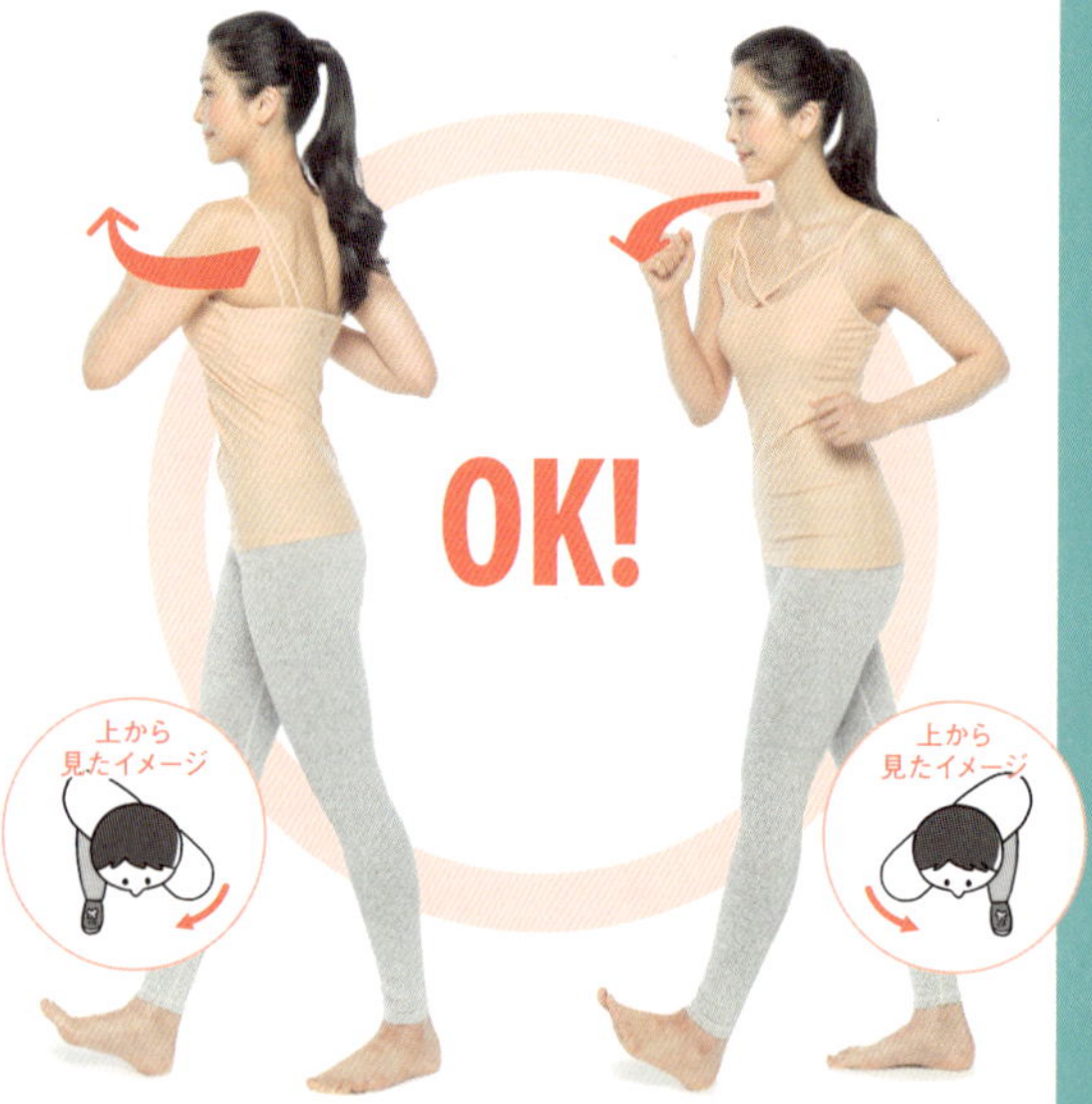

背骨を軸に、肩を前に出します。脇をしめて、腕ではなく肩甲骨を振るように歩きましょう。看板を両手に持って、道路の両サイドの人に交互に見せていくようなイメージで。

かりやすいのですが、高橋尚子選手がよく「肩甲骨で走る」という言い方をしていたように、背骨を軸に、肩を交互に前に出して推進力を得ています。このスタイルを取り入れて、背中の筋肉を存分に動かしましょう。

生活習慣病の予防には一日8000歩のウォーキングが効果的とされていますが、この歩き方なら5000～6000歩でも十分です。

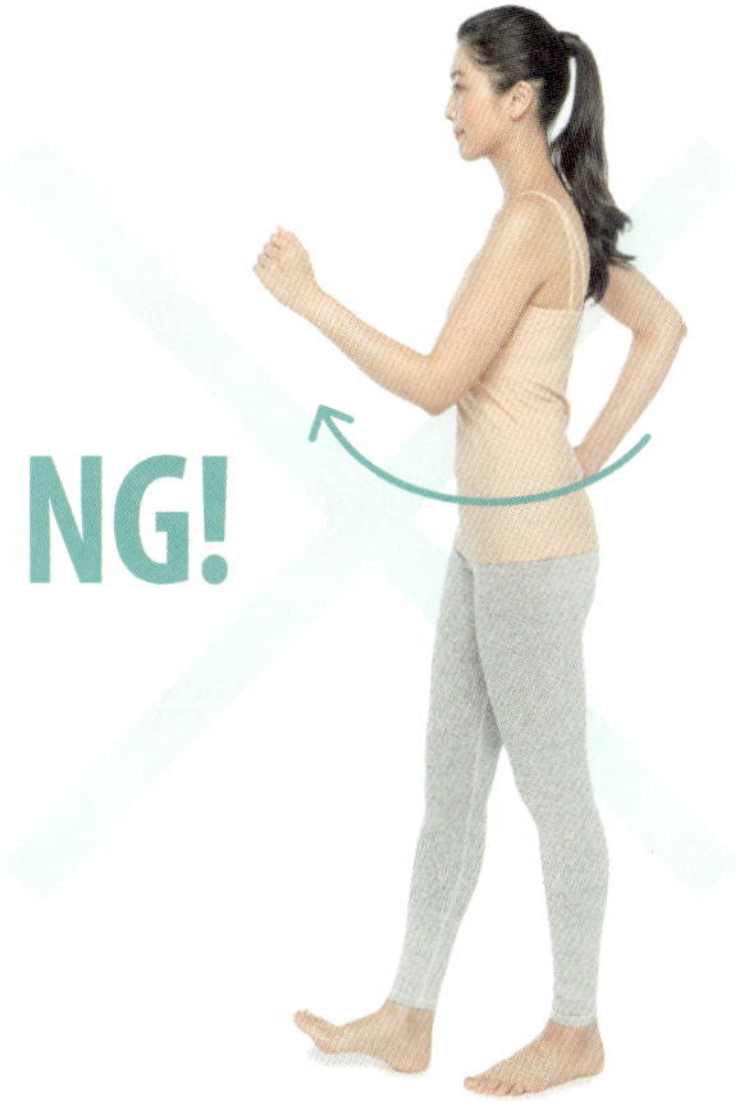

いくら大きく腕を前後に振っても、背中の筋肉は動いてくれません。上半身をしっかり使うのがポイントです！

番外編

足腰やひざを痛めているときは…

すわってできる 高速肩回し

足腰やひざを痛めているときに、無理をするのは厳禁。そんなときは、加藤式メソッドはお休みして、すわりながらでもできるエクササイズを取り入れましょう。その名も「高速肩回し」です。

　ここでも、背中の筋肉を大きく動かすことがポイント。

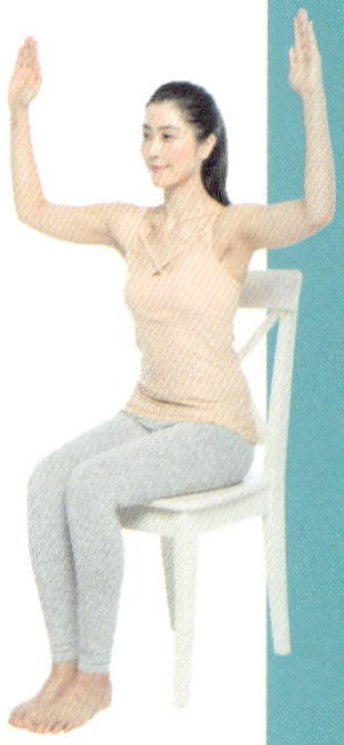

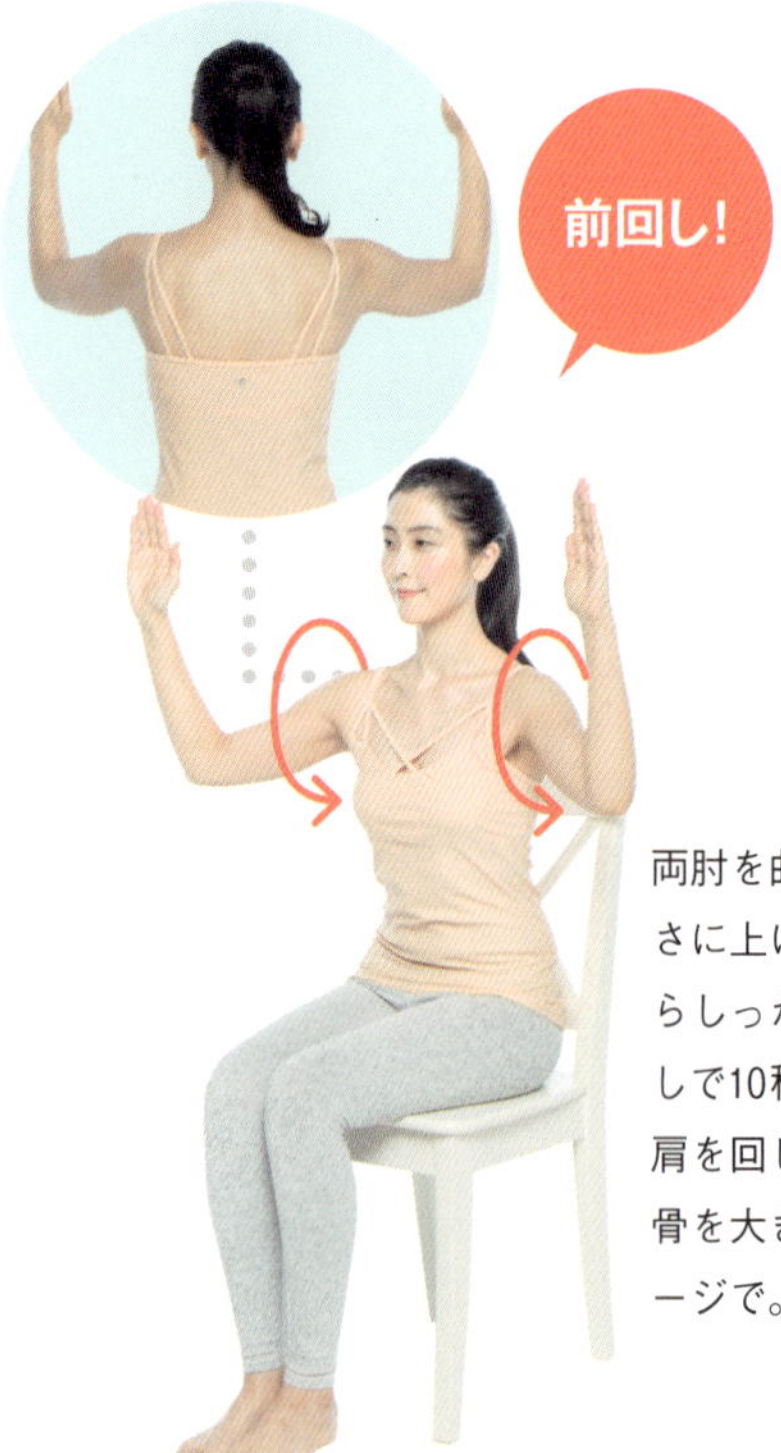

両肘を曲げて肩の高さに上げ、肩甲骨からしっかりと、前回しで10秒間、高速で肩を回します。肩甲骨を大きく開くイメージで。

腕の付け根だけを回すのではなく、肩甲骨からしっかり回していきましょう。日ごろ、背中をあまり動かしていない人は、まずは胸をはって左右の肩甲骨をくっつけてみてください。次に、肩甲骨を開いてみてください。その感覚を、肩を高速で回して再現します。

日ごろほとんど背中を動かさない人は、1セットから始めてください。慣れてきたら3セットを目標にしましょう。

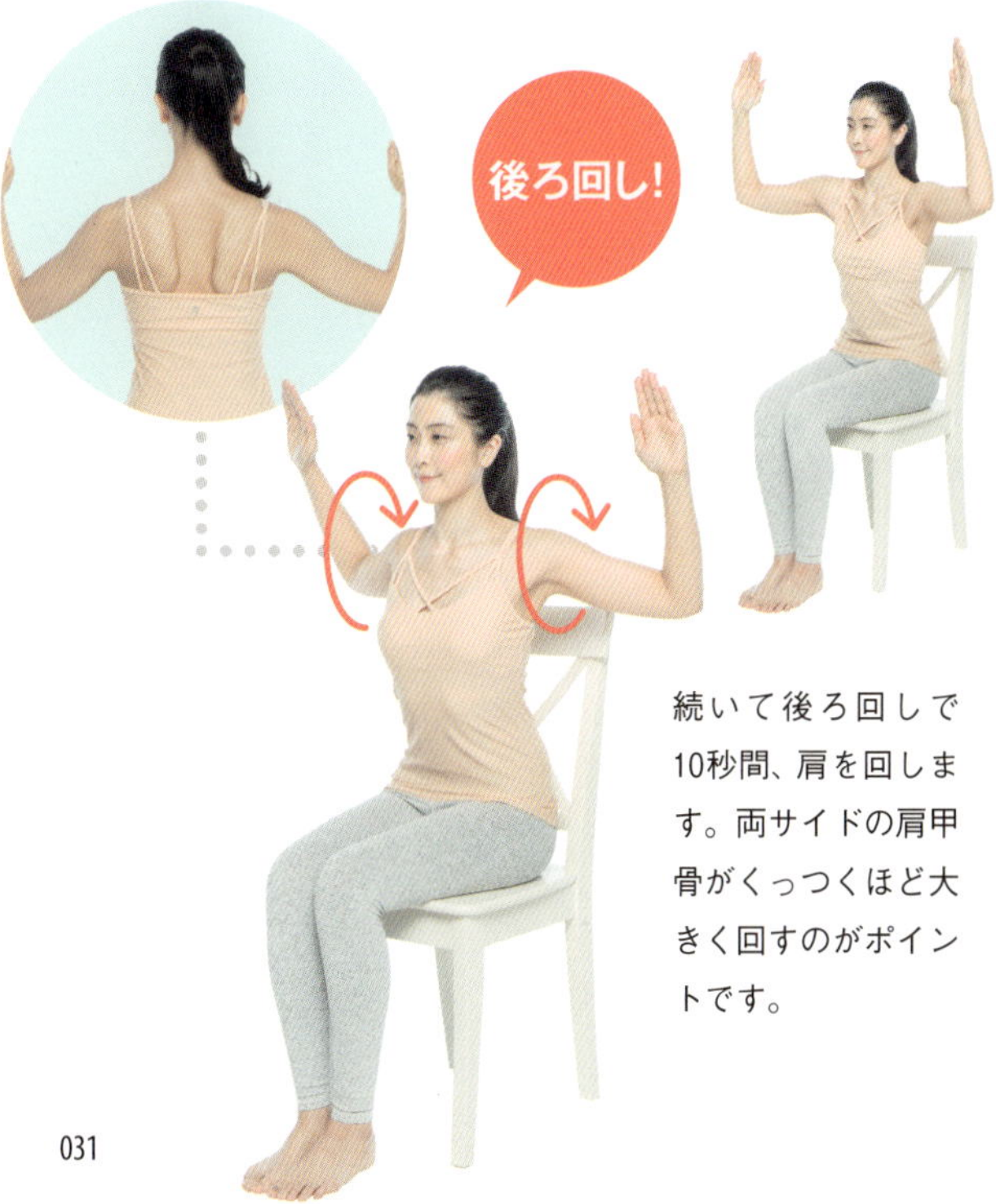

続いて後ろ回しで10秒間、肩を回します。両サイドの肩甲骨がくっつくほど大きく回すのがポイントです。

短期間で血糖値が大幅ダウン！

降糖メソッド体験者の声

血糖値が気になってはいても、なかなか生活習慣を改善できないという人は多いもの。そんなお悩みを持つ５人に、実際に加藤式・降糖メソッドを試してもらいました。高カロリーなメニューが好物、運動が大の苦手……そんなハンディを抱えた皆さんが、１日３分のエクササイズを実践するだけで体感した、驚きの効果とは。

Sさん（52歳男性）

空腹時血糖

before **191**

▼ 1週間

after **112**

mg/dL

＊民間の測定機関で測定

1週間のエクササイズで79mg／dLダウン！

かねてから高血糖で医者から注意を受けており、自宅に測定器を保有しているほど血糖値を気にしていたSさん。

加藤式・降糖メソッドを開始する直前に計測した空腹時血糖値は、なんと191‼

大食漢で、焼肉、ピザ、餃子など高カロリーのメニューが好物という食生活もさることながら、もともと極度の運動音痴で、運動によるダイエットはどれひとつとして長続きしなかったそうです。

しかし、今回の降糖メソッドに限っては「奇跡のように継続することができた」と言います。

決め手は、音楽付きの音声ガイダンス（166ページ）。「先生のインストラクションに合わせて体を動かすことで、3分間は手を抜かずにやりきろうと思えた」のが大きかったとか。

結果、見事モニター期間を完走。食事もまったく変えていないので、正直なところ「この程度の運動だけで血糖値が下がるなんてあり得ない」と半信半疑だったそうですが、一気に〝超危険ゾーン〟から正常ゾーンへ復帰を果たしました。

Sさん
（57歳男性）

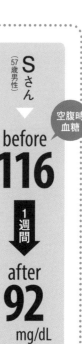

空腹時血糖

before
116

1週間

after
92
mg/dL

＊民間の測定機関で測定

10年ぶりに血糖値がまさかの2ケタに！

30代までは想像を絶する暴飲暴食で、現在より体重が10kgほど多く、中性脂肪（500mg／dL以上）、γ－GTP（300以上）、尿酸値（10・5）など、あらゆる項目に赤信号がつく超不健康な体だったというSさん。

40代からは朝食をしっかりとるように生活を改め、大好きだった夜のシメのラーメンなど炭水化物も控える食生活を続けました。

その結果、体重は10kg減り、すべての数値も標準に。

ところがそんな努力も虚しく、なぜか血糖値だけは思わしくなく、10年ほど前から血糖値が110mg／dL台に突入。境界型糖尿病と診断されてしまいました。

「社会人になって30余年、継続した運動をほぼやってこなかったのが原因でしょうか……」と反省の表情。

今回、エクササイズを1週間続けてもらったところ、実に10年ぶりに血糖値が90mg／dL台に！「実は昨年末にサラリーマン生活をリセットしたところなんです。この数値を励みに、エクササイズも続けて体もリセットしたい」と意気込むSさんでした。

Aさん
（49歳男性）
空腹時血糖
before
134
1週間
after
115
mg/dL
＊民間の測定機関で測定

好物のラーメンをやめなくても血糖値が激減！

とにかくラーメンが好きで週2回は食べているというAさん。以前から健康を気にしてはいましたが、ラーメンはやめたくないので、そのぶんウォーキングを頑張っていたそうです。

ところが今回、血糖値を測ってみたところ、まさかの「１３４」という結果。これにはAさんも愕然としたと言います。毎日1時間も歩いているというのに……。

しかしそこから1週間、加藤式・降糖メソッドを実践してもらったところ、食生活はそれまでとまったく変えていないのに、血糖値が１１０台にまで低下。

この明らかな効果に、がぜんやる気が出たと嬉しい報告を下さいました。

「ラーメンをやめずにすみそうでホッとしています（笑）。好物を楽しみながらでも、血糖値を下げることはできるんですね。次回の計測を楽しみに、エクササイズを続けていけそうです」。

今回の成功体験をきっかけに、毎日の車通勤を自転車通勤に変えるなど、Aさんの健康意識そのものも高まったようです。

Wさん（65歳女性）

空腹時血糖

before **137** → 2週間 → after **126** mg/dL

＊民間の測定機関で測定

運動習慣が続かない私もこれなら続けられました！

多忙な生活のため、ジムに通ったり、自宅にルームランナーを置いたりしても、どれも長続きしなかったというWさん。「血糖値も〝高め横ばい〟の状態が続いていたんですが、3分間のエクササイズなら無理なく続けられました。成果が見えると続けたいという気持ちになりますね！」と気持ちを新たにしたようです。

Tさん（58歳女性）

空腹時血糖

before **108** → 2週間 → after **100** mg/dL

＊民間の測定機関で測定

血糖値だけでなく贅肉も落ちてスッキリ

人並み程度の食生活をしてきたものの、長年、運動ゼロだったTさん。「これまで運動してこなかったツケだと思いますが、3分でもなかなかハードでした。でも効果はバッチリ。しかも血糖値だけじゃなく、ウエストも、肩甲骨まわりの贅肉も減りました！　こんなにいい方法を教えていただけたことに感謝しています！」

第2章

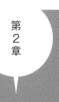

血糖値と糖尿病の基礎知識

糖尿病の患者は増え続けている

厚生労働省が3年ごとにおこなっている「患者調査」の平成26年のデータによると、**糖尿病の患者数は、第1位の高血圧、第2位の歯肉炎及び歯周病に次いで第3位となっています（316万6000人）**。（図3）

もはや糖尿病は、立派な「国民病」と言ってもさしつかえないでしょう。

第1位である高血圧の患者数（1010万8000人）と比べると、1ケタ少ないように見えますが、この数字はあくまで「継続的な治療を受けていると推測される患者数」です。

医療機関や健康診断で「糖尿病が強く疑われる」（要するに検査値がレッドゾーン）と診断された人数に目を向ければ、実際には危険にさらされている人は膨大な数にのぼることがわかります。

図3 糖尿病は患者数ナンバー3の“国民病”

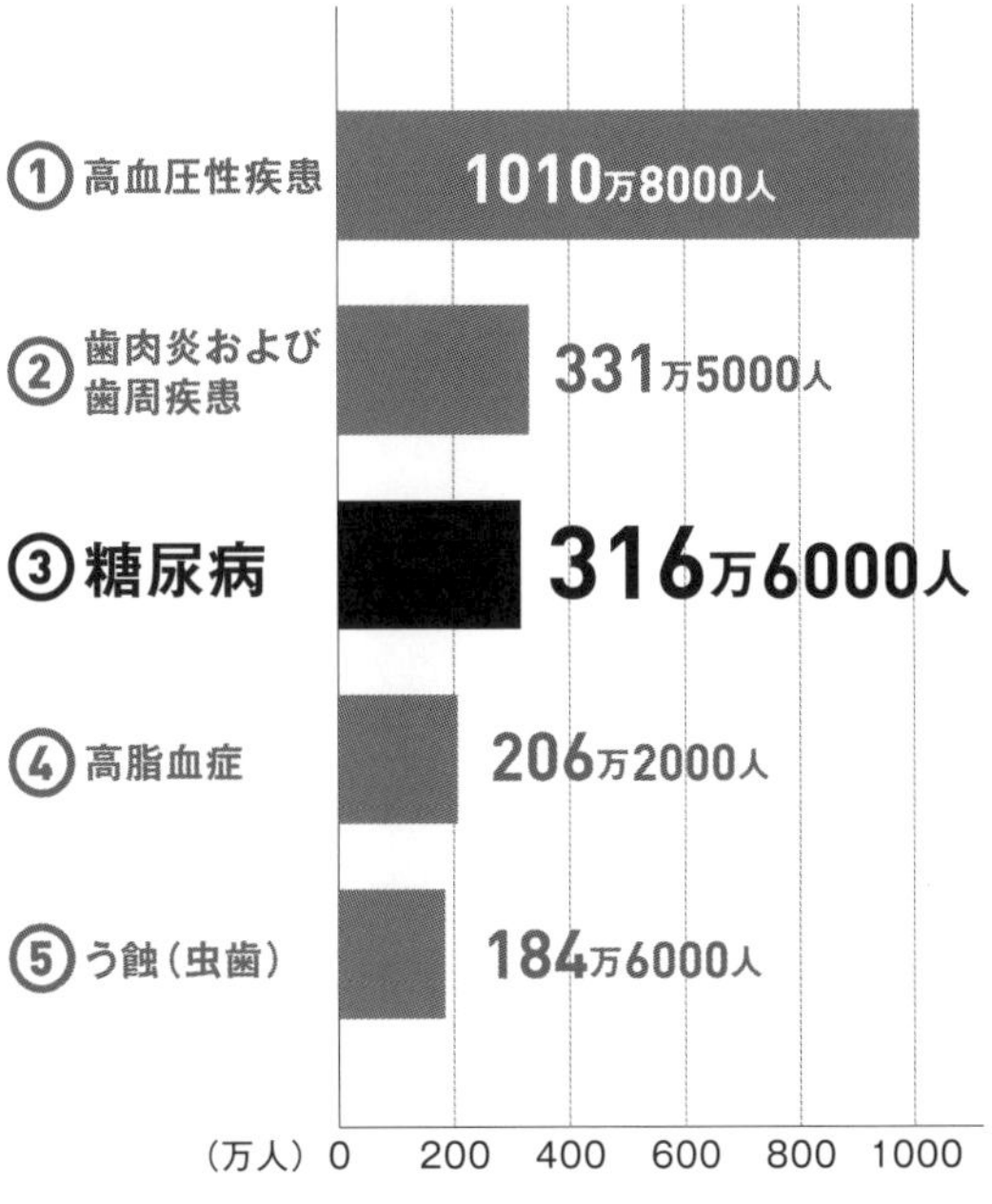

出典：平成26年 患者調査
厚生労働省が平成26年10月21日～23日の3日間のうち、1日を医療施設ごとに指定。無作為抽出した医療施設の患者を対象に調査。継続的に医療を受けている患者の数を推計した。

糖尿病の実態を示しているのが、「はじめに」でも紹介した、平成28年に厚生労働省がおこなった「国民健康・栄養調査」の調査結果です。

1997年に690万人だった「糖尿病が強く疑われる者」の数は、年々増え続けて**2016年にはついに1000万人を突破しました**。

さらに、検査値がイエローゾーンにある「糖尿病の可能性を否定できない人」、いわば**「糖尿病予備軍」を加えれば、その人数は2000万人**にものぼります。

私がかつて製薬会社に勤務していた頃も、新しい糖尿病検査薬でのデータを取るたびに、血糖値が正常値をオーバーしている人が7〜8割はいたという実感があります。

「糖尿病予備軍」の人たちは、私たちが想像しているよりもはるかに多いのです。

また、直接命を脅かす病気であることを考えると、糖尿病の脅威は高血圧をしのぐと言っても過言ではありません。

目立った症状が現れる前に手を打つべし！

糖尿病の怖いところは、「血糖値がちょっと高め」くらいではほとんど自覚症状がないということ。**目立った症状が出てくる頃には、すでに手遅れに近い状態**です。

典型的な糖尿病の症状には、主に次のようなものがあります。

❶ しょっちゅうトイレに行きたくなる

血液中にあふれた糖を排出するため、尿が過剰につくられるようになり、大量の尿が頻繁に出るようになります。

❷ ひどくのどが渇く

尿が大量に出ると多くの水分が失われるため、常にのどの渇きを覚えるようになります。

❸ きちんと食べているのに体重が落ちる

エネルギー源である糖が細胞に運ばれないため、体は筋肉をアミノ酸に分解し、それを肝臓で糖に変えることによってエネルギーを確保するようになります。そのため、体重の大半を占める筋肉が落ちていき、体重が減っていきます。

このような症状が現れる前に、早めに手を打っておかなくてはなりません。

だからこそ、定期的に健診などで血糖値をチェックしたり、日常生活の中で適度に体を動かしたりすることが、とても大切なのです。

糖尿病の知識は誤解だらけ

高血糖を手遅れになるまで放置してしまうケースが目立つのは、先述のように自覚症状が出づらいことに加えて、「世の中に誤った糖尿病の知識がはびこっているから」という背景もあるでしょう。間違った知識のせいで「糖尿病は対岸の火事」、つまり他人事だと考えている人が少なくないのです。

主な例をいくつか挙げましょう（詳しくは第4章でも解説しています）。

誤解 糖尿病になるのは「食生活」が原因である

食生活だけが原因で糖尿病になるのは、若い頃から度を越した過食が習慣になっているようなケース。逆にいえば、食生活にはさほど問題がないのに糖尿病になるケースもあります。

誤解 痩せている人は糖尿病にならない

食が細くて痩せている人は実は糖尿病になりやすい人です。そのような人は大抵「肉」を食べておらず、肉を食べないのは糖尿病のリスクだからです。

誤解 糖質制限をすれば糖尿病にならない

糖尿病とは、ひとことで言えば「細胞に糖が運ばれなくなる病気」です。つまり、糖をとること自体を制限しても、根本的な問題解決にはなりません。

誤解 **若いうちは糖尿病にならない**

40代に入って初めて人間ドックを受け、そこで糖尿病と診断された……というう人は少なくありません。なので「糖尿病は40代以降の病気」というイメージがありますが、実際には30代でなっても不思議ではない病気です。

糖尿病の体で起きていること

糖尿病の現状に危機感を持っていただいたところで、「そもそも糖尿病ってなに？」という読者のために、糖尿病の人の体内でなにが起きているのかをお話ししたいと思います。

人間の体は、細胞が集まってできています。その一つひとつの細胞が、エネルギー源として「ブドウ糖」を必要としています。

私たちが食べた食品は、消化液によって分解され、多くが糖になります。この糖を、体のあちこちの細胞へと配る大事な役目をしているのが、インスリンと呼ばれるホルモンです。

　細胞に届けられた糖は、そこで燃やされてエネルギーをつくります。このエネルギーが、私たちの体の活動源になっています。（下イラスト）

インスリンが生命活動を支えている！

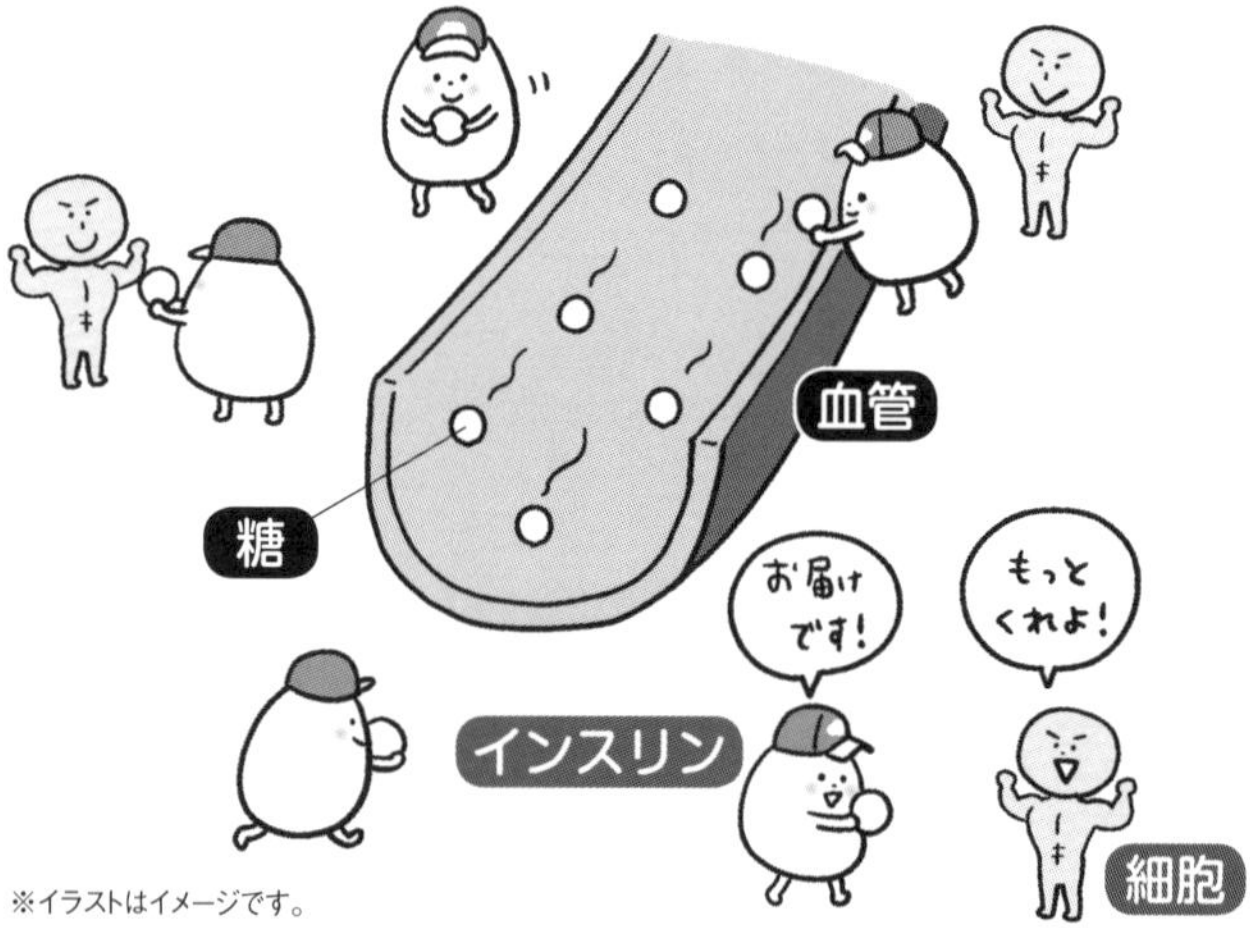

※イラストはイメージです。

つまり、インスリンという「宅配便のお兄さん」的存在がいなければ、私たちはいくらごはんを食べても、生命を維持することはできません。

宅配便のお兄さんがいなければ、いくら倉庫に商品が潤沢にあっても、各家庭には配達されないのと同じことです。

糖尿病は「細胞が栄養不足になる」病気

糖尿病とは、このインスリンがうまく分泌されなくなる、あるいは最悪、枯渇してしまう病気です。

こうなると、糖が細胞に配られなくなるため、細胞は弱っていきます。

それでは困るので、細胞は脳に「糖をくれ」とメッセージを送ります。そこで脳は、積極的に糖をとろうとします。糖尿病の人が、やたらコーラを飲みたがったり、甘いものを食べたがったりするのはそのためです。

しかし、肝心のインスリンの働きが不足しているので、糖は血液の中にとどまったまま血糖値だけが上がっていき、一方で、糖を受け取ることのできなくなった細胞は、ますます弱っていきます。（下イラスト）

その結果、糖尿病の「合併

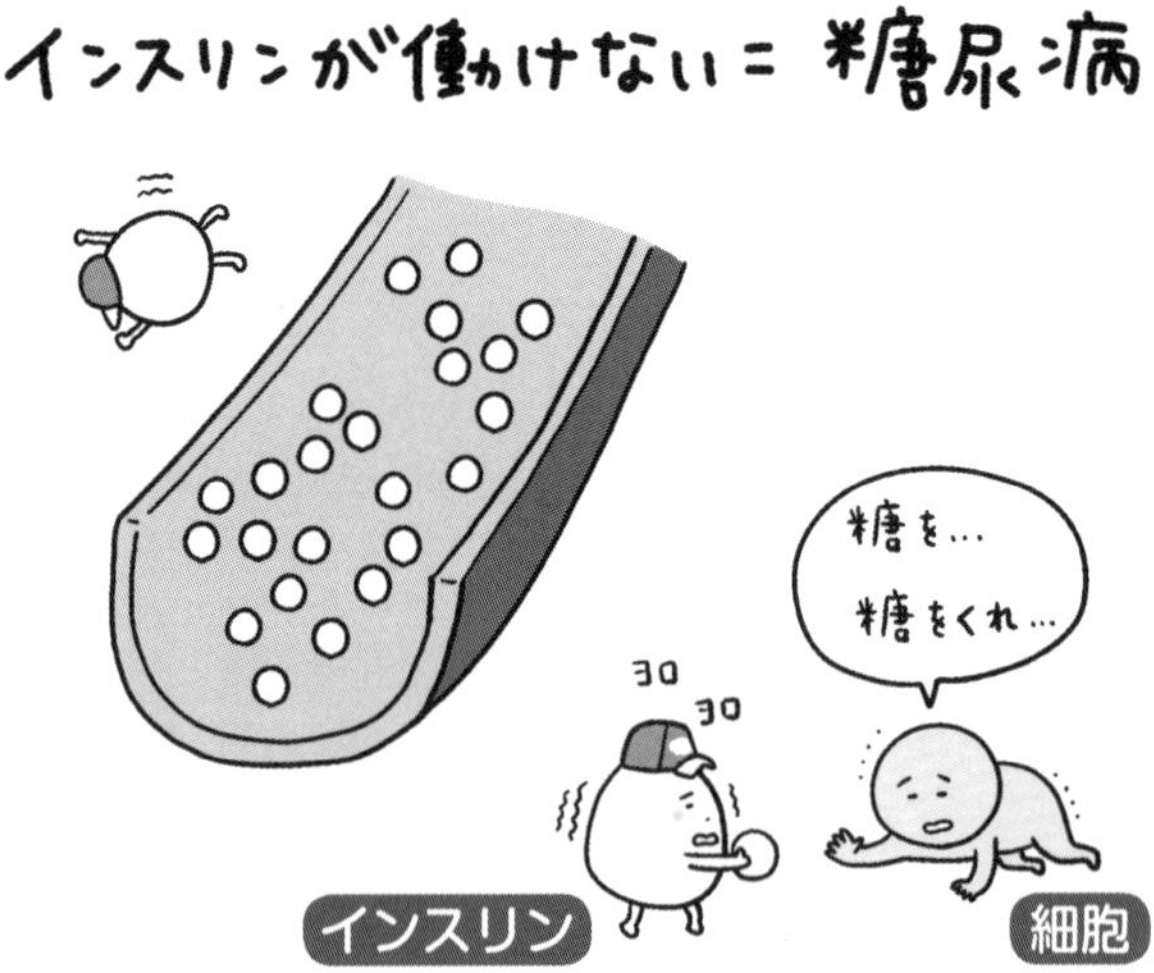

症」と呼ばれる、さまざまな症状が現れます。

糖尿病の症状が進行すると、**心臓から遠い、毛細血管で成り立っているような部位から障害が起こりはじめます。**（50ページの図4）

代表的な例が「目」。網膜の血管に障害が起きて、視力障害の引き金になります。**最悪の場合は失明です。これを「糖尿病網膜症」**と言います。

また、足も障害が起きやすい部位です。

足の細胞が弱って、傷ができたり炎症が起きたりすることに加えて、糖尿病になると、末梢神経がダメージを受ける**「糖尿病神経障害」**が起こり、足の指や足の裏の感覚が鈍くなっていきます。そのため、足の負傷に気づきにくく、壊疽《えそ》（部分的に細胞が死んでいく）などを起こしやすくなるのです。

図4 糖尿病が万病を招くメカニズム

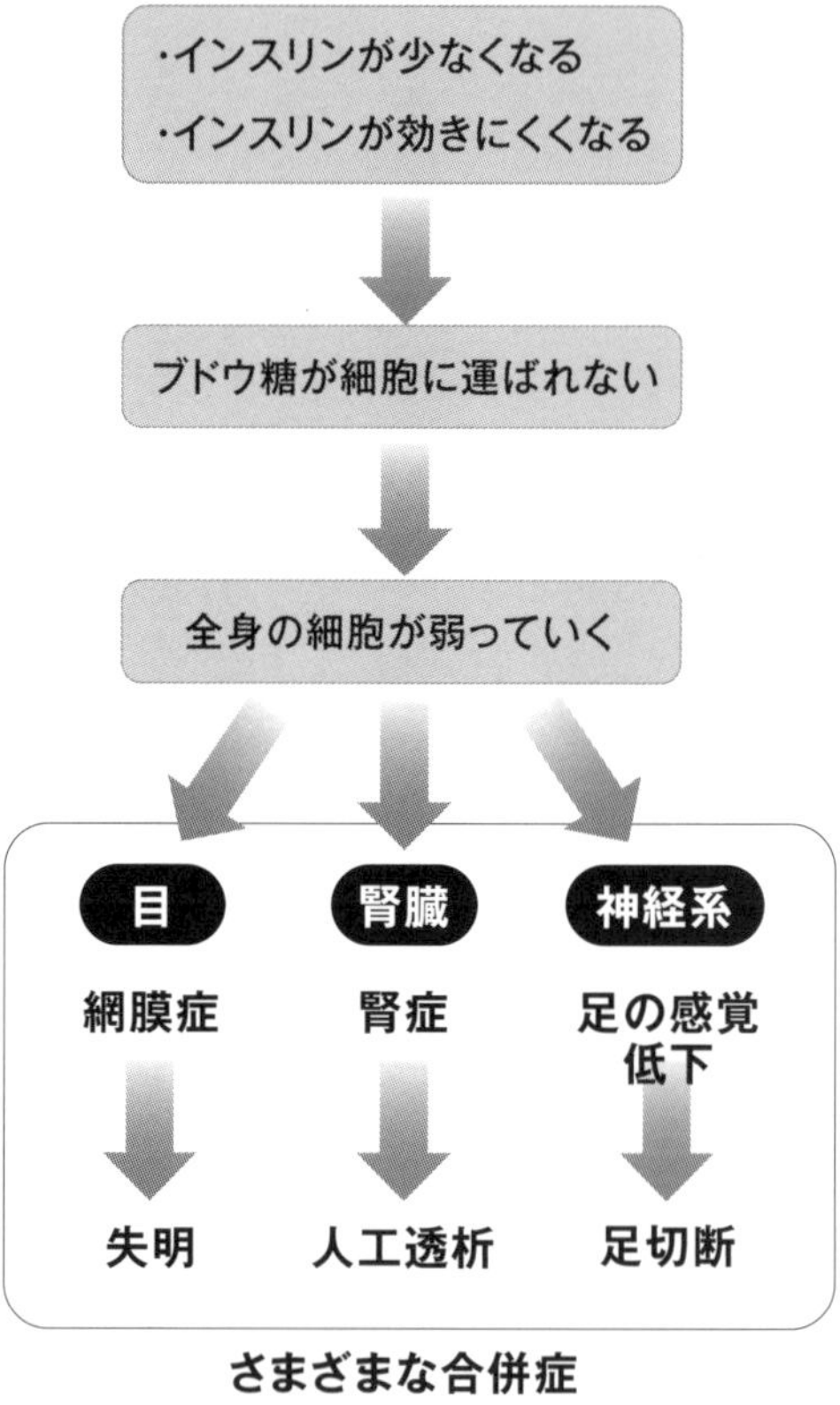

そうなると、**最悪の場合は足首を切断しなくてはならなくなります**。

さらに、臓器も細胞でできているわけですから、**糖尿病になると臓器が壊れます**。とくに深刻なのが、腎臓が機能しなくなる「**糖尿病腎症**」。糖尿病＝人工透析というイメージがあるのはそのためです。

日本透析医学会が２０１２年に発表したデータによると、２０１６年末の時点で、日本で慢性腎症のために透析療法を受けている患者さんは約32万人いますが、そのうち約12万人は糖尿病が原因となっています。

がんのリスクにもなる糖尿病

以上が、糖尿病の「三大合併症」と呼ばれるものですが、糖尿病の恐ろしさはこれにとどまりません。

糖尿病になって細胞が弱っていくと、免疫力もどんどん失われていきます。外部から侵入してきた菌に対して闘う能力がなくなるので、たとえ風邪でも命取りになります。これは、まさにエイズと同じ状態です。

また、糖尿病はがんのリスク要因にもなります。日本糖尿病学会と日本癌学会の専門家によって設立された合同委

図5 糖尿病患者のがんリスク

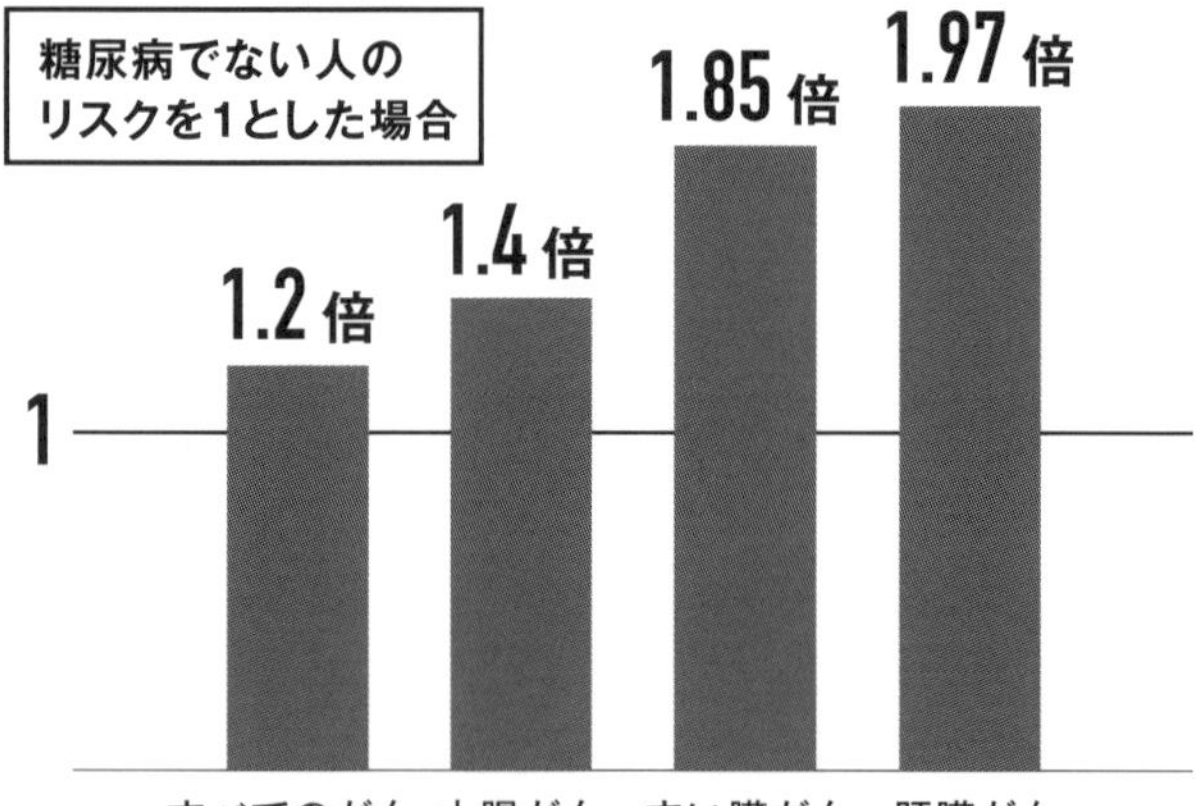

出典：糖尿病と癌に関する合同委員会報告（2013年）

員会が2013年におこなった報告によると、**糖尿病の人はそうでない人に比べて1・2倍がんになりやすく**、とくに、大腸がんになるリスクは1・4倍、肝臓がんや、すい臓がんになるリスクは2倍近くになると言います。（図5）

そのメカニズムはまだはっきりと解明されていませんが、がんは血中のブドウ糖を利用して成長するので、血中のブドウ糖が大量に余れば、血液をプールしている肝臓などにがん細胞が増えるのも、まったく不思議な話ではありません。

糖尿病がなぜ命にかかわるのか、これで皆さんにもおわかりいただけたのではないでしょうか。

「インスリン＝悪者」は大きな誤解！

ここまで「糖尿病とは、インスリンが正常に働かなくなり、細胞に糖を運ぶことができなくなる病気である」ということをお話ししてきました。

インスリンが、私たちが生きていくために欠かせない存在であることがおわかりいただけたと思います。

ところが、**世の中にはなぜか「インスリンは悪者である」という誤ったイメージがはびこっています**。

「低インスリンダイエット」がその最たるもので、あたかも「私たちが太るのは、すべてインスリンのせいだ」と言わんばかりです。

低インスリンダイエットとは、「インスリンは糖を脂肪に変える働きをしている。だから、インスリンの分泌を抑えれば太らない」というものです。

確かに、インスリンが糖を脂肪に変えているのは事実です。しかしそれで「インスリンは悪者だ」と考えるのは大間違いです。

そもそも、**糖を脂肪に変えるのは、インスリンにとっては二次的な役割にすぎません**。インスリンの最大の役割は、「細胞が糖を取り込むのを助けること」です。

ところが、せっかく届けようとした糖を、細胞に「いらない」と言われてしまうことがあります。細胞があまりエネルギーを使う必要のない状態だと、すでに十分、糖が足りているので、「お腹いっぱいなので今はいらない」ということになるのです。

細胞がエネルギーを使う必要のない状態というのは、要するに「運動不足」のときです。

運動不足で糖の受け取り手がなくなると、どんどん血液の中に糖が増えていきます。こうなると、血液がドロドロになって、酸素を運ぶヘモグロビンや異物から身体を守る白血球など、いろいろな体に必要なものが流れにくくなるので、体にとってはたいへん危険なことなのです。

道路が渋滞していて、消防車や救急車が走れなくな

血糖値が上がるとなぜ太るのか？

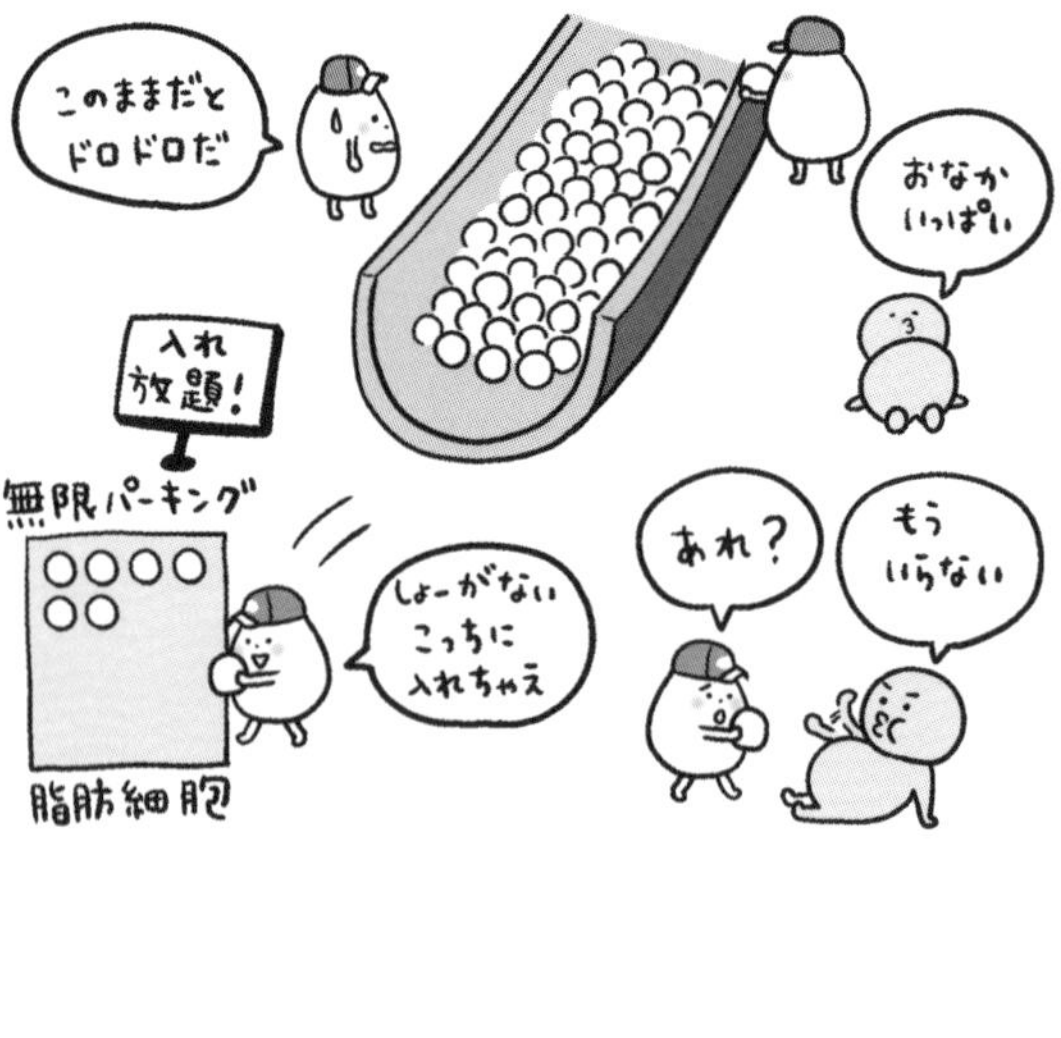
このままだと
ドロドロだ
おなか
いっぱい
入れ
放題！
無限パーキング
脂肪細胞
しょーがない
こっちに
入れちゃえ
あれ？
もう
いらない

るようなものです。

そこでインスリンは、渋滞を起こしている血液の「交通整理」をおこなおうとします。

ここで登場するのが「脂肪細胞」です。**脂肪細胞は、いわば無限に車が入る駐車場のようなもの**で、こちらに糖を入れておけば、さしあたっての渋滞は解消されます。（右イラスト）

とはいえ、当然ながら、糖を入れた分だけ脂肪細胞は肥大していきます。これが「インスリンが糖を脂肪に変える」ということのメカニズムなのです。

つまり、脂肪細胞パーキングに糖を入れたくないのであれば、体を動かして、どんどん糖を消費していくのがベストです。

繰り返しになりますが、インスリンは私たちの生命活動に欠かせない存在です。**なのに「太りたくないからインスリンの分泌を抑えよう」というのは、**

まったく本末転倒な話です。

糖尿病の90％以上は「生活習慣」が原因

ここまでインスリンの大切さを強調してきましたが、そのインスリンが「正常に働かない」というのはどういう状態なのでしょうか。

ひとつは、**生まれつき体内でインスリンがつくれない**というケースです。これが「**1型糖尿病**」で、インスリンの主な製造工場である、すい臓の「ランゲルハンス島β《ベータ》細胞」が自己免疫によって破壊されてしまうのです。

こうなると、そのままでは生命にかかわるので、定期的にインスリンを注射しなくてはなりません。主に子どもが発症する難病ですが、原因はいまだ解明されておらず、今後の研究成果や、ｉＰＳ細胞によるバイオ人工すい臓の実用化が待たれます。

もっとも、1型糖尿病の患者数は、糖尿病患者全体の5％程度にすぎません。**糖尿病の90％以上は「2型糖尿病」と呼ばれる後天的な病気**であり、運動不足・肥満・ストレスといった環境因子によって引き起こされます。

つまり、生活習慣病だということです。（図6）

図6「1型糖尿病」と「2型糖尿病」の違い

	1型糖尿病	2型糖尿病
状態	インスリンがすい臓でほとんどつくられなくなる	インスリンの量が少なくなったり、インスリンが効きにくい状態（インスリン抵抗性）になる
糖尿病の中の割合	5%以下	90%以上
発症年齢	小児期が多い	中高年が多い
体型	やせ型が多い	肥満型が多い
対処法	インスリン注射	生活習慣の改善、場合によっては薬物治療
原因	自己免疫、遺伝子異常	遺伝的要因、不適切な生活習慣

「運動不足」でインスリンが枯渇？

インスリンは無限ではありません。使いすぎれば少しずつ「出が悪く」なり、最終的に枯渇してしまいます。

インスリンの枯渇を招く大きな原因のひとつが「運動不足」です。

運動をしないと、糖の消費量が減ってしまい、血液中に糖が余りがちになります。

さらに、運動不足によって筋肉が衰えていくのも問題です。骨格筋は体重の約半分を占める人体最大の器官であり、**食事で摂取された糖の約8割は骨格筋に取り込まれます。**つまり、筋肉の量が減るほどに糖の消費量も減っていくのです。

運動不足によって高血糖が慢性化すると、血液中の渋滞を常に解消しようと、インスリンがフル稼働することになります。

すると、すい臓はインスリンを分泌し続けなくてはならず、少しずつ疲弊していきます。**そして最終的には「故障」して、インスリンを分泌しなくなってしまいます。**

一度失われてしまった分泌能力は、残念ながら元に戻りません。

また、せっかくインスリンが出ているのに「インスリンが効きにくい状態」になるというケースもあります。

インスリンが効きにくいと、細胞が効果的に糖を取り込むことができません。この状態を「**インスリン抵抗性がある**」と言います。

細胞が糖を取り込む具体的なメカニズムとは、次のようなものです。

血液中のインスリンが、細胞の表面にある「インスリン受容体」と結合すると、細胞の表面に入り口が開かれます。この入り口を通って、血液を流れる糖は細胞に取り込まれていくのです。

このシステムのどこかに異常が起きることで、インスリン抵抗性が生じます。**その主な原因と考えられているのが「肥満」です。**

徳島大学などの研究チームが2016年に発表した研究によると、肥大して破壊された脂肪細胞から放出されるDNAが、インスリン抵抗性の原因になっているとのことです。

インスリン抵抗性があると、そのぶん、すい臓はがんばって余分にインスリンを分泌します。そして、インスリンはやがて枯渇に向かいます。

「早食い」はインスリンのムダ遣いになる

もうひとつ、インスリンの使いすぎを招く習慣として見逃せないのが「早食い」です。

食事をすると、私たちは「満腹感」を覚えますが、これは胃だけで感じているわけではありません。胃で満腹感を覚えるのだったら、水をたらふく飲むだけで空腹感は解消されるはずです。しかし、実際には水を飲んでもなかなかお腹いっぱいにはなりません。

そうではなく、**私たちは血糖値によって満腹感を得ています。**

血管には糖のセンサーがあり、何秒でどのぐらいの糖が流れているかをチェックしています。

食事をすると、20〜30分程度で血糖値は上がりはじめ、90分程度でピークに達します。糖のセンサーが、細胞が必要としているだけの糖が流れていることを確認すると「ＯＫ」の合図が脳の満腹中枢に送られます。

このとき、私たちは満腹感を得るのです。
その後、血糖値はゆるやかに下がりはじめ、食後4~6時間ほどたつと食事前の数値に戻ります。だから私たちは、ランチを食べても夕方頃になると、再びお腹がすくのです。(図7)
インスリンは、食事によって血糖値が上昇をはじめると、それに反応して分泌されはじめます。
ところが、血糖値が上がりはじ

図7 1日の血糖値の動き

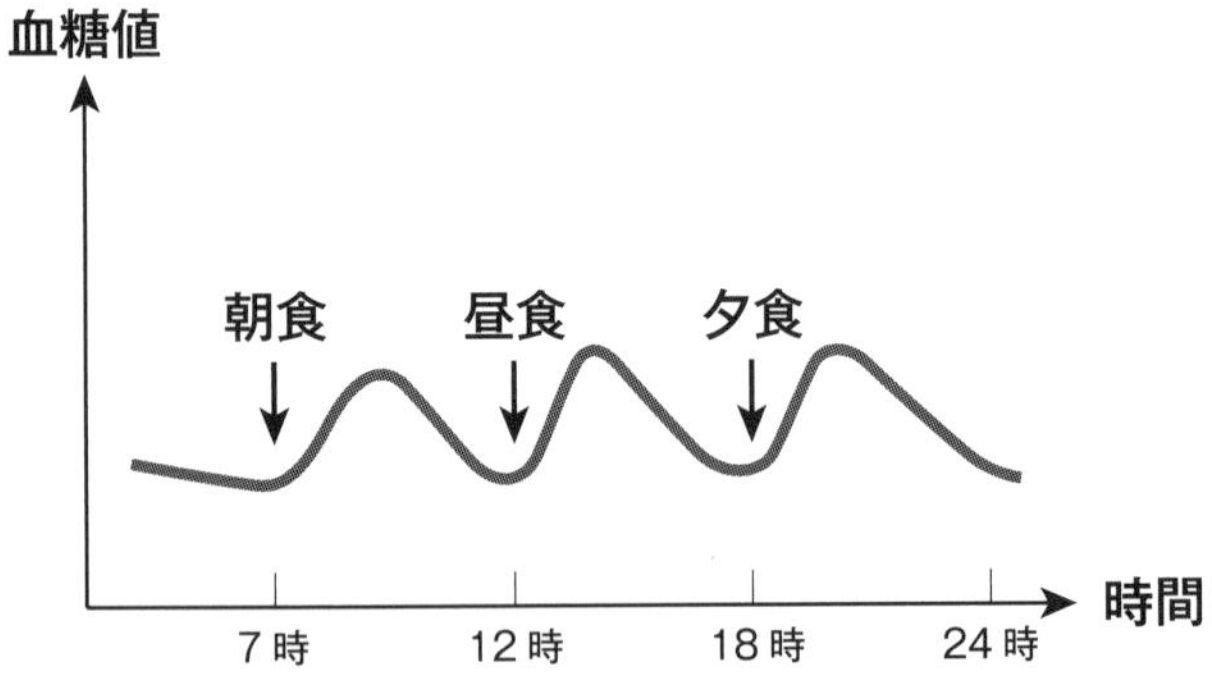

血糖値は食事のあとに上昇し、ゆるやかに下降していく

めるまでの20～30分のうちに、早食いでわーっと食べていると、インスリンが分泌されないうちに血糖値があっという間に上がってしまうため、その後、**急上昇した血糖値をなるべく早く下げるために、大量のインスリンが分泌されます**。

すでに血糖値が高めの人の場合、健康な人よりもインスリンの分泌のタイミングが遅いことも多く、より大量のインスリンがムダ遣いされることになります。

この状態を習慣的に続けていると、インスリンは枯渇に向かってしまうというわけです。

また、**「早食い」をするほど、食べすぎになりやすいというデメリットもあります**。血糖値が上がるまでは、満腹中枢にSTOP信号が送られないため、私たちは必要な量を超えていくらでも食べられてしまうからです。

「腹八分目」という言葉がありますが、これは、いまは腹八分目でも、時間が経つと血糖値が上がって満腹感を覚えるから、それくらいでやめておいたほうがいいよ、という意味なのです。

ストレスも高血糖の原因に

運動不足や早食いといった生活スタイルだけでなく、「ストレス」も血糖値に大きく影響します。

インスリンの枯渇を招く「2大悪習慣」

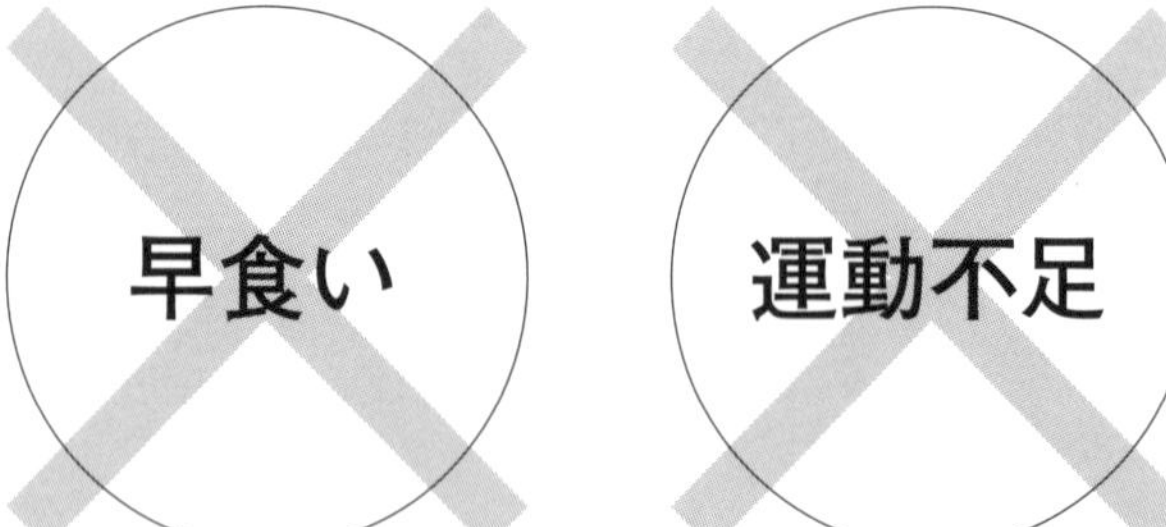

ストレスを感じると、ストレスから体を守る反応として「グルカゴン」「アドレナリン」「甲状腺ホルモン」といったホルモンが分泌されます。

これらは、ストレスという非常事態に対処するために、心拍数や血圧を上げたりして、体を「闘争（もしくは逃避）状態」にするためのホルモンです。

そしてまた、**これらのホルモンには血糖値を上げる作用もある**のです。さらにその一方で、インスリンの効きも悪くなるというダブルパンチです。

平成28年に厚生労働省がおこなった「国民生活基礎調査」のデータによると、**日本人の約半数（47・7％）が日常生活にストレスを抱えている**と言います。

その割合は、男女ともに30代から50代がもっとも高くなっています。

働き盛りの人ほどストレスが多いのは当然。そんな観点からも、私たちは糖尿病のリスクにさらされているのです。

空腹時血糖値が126を超えたら「糖尿病予備軍」

糖尿病の診断には、まず血糖値を見ます。

血糖値の単位は「mg／dL」。血液1デシリットル（100cc）あたりに対して、ブドウ糖が何ミリグラム含まれているのかを表しています。

健康な人だって、全速力で走ったあとは血圧が上がるのと同じように、血糖値は食事をとると上がるものですから、一概に「血糖値が○○mg／dL以上の場合はアウト」とはなりません。

血糖値は、検査するタイミングによって次の3つに分類されており、いずれかひとつでも「赤信号」に該当すれば、「糖尿病型」すなわち糖尿病の可能性があるということになります。

いうなれば「糖尿病一歩手前」ということです。

1 空腹時血糖値

10時間以上絶食（水を除く）して測定した血糖値。この値が１１０未満なら正常、１１０以上・１２６未満なら黄信号、１２６を超えると赤信号です。一般的な健康診断で調べられる値です。

2 随時血糖値

食事の時間と関係なく測定した血糖値。この値が１４０

図8 糖尿病の診断基準

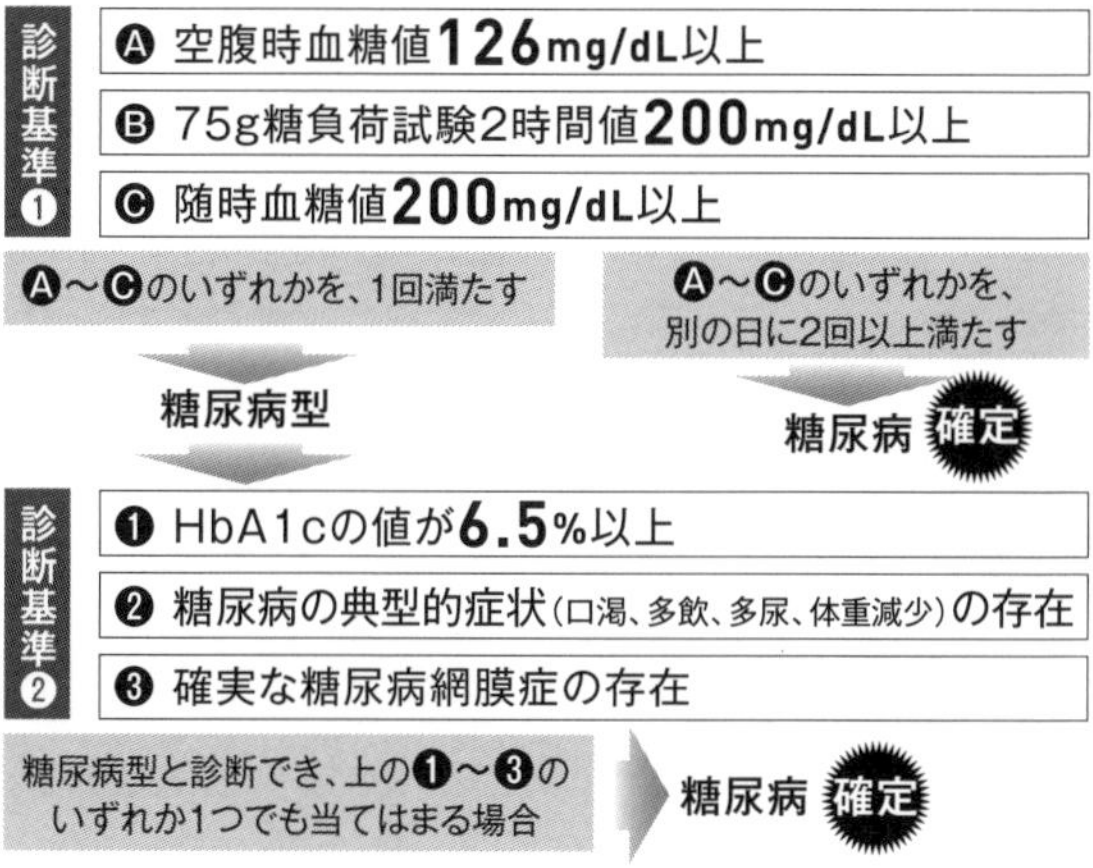
診断基準①
Ⓐ 空腹時血糖値126mg/dL以上
Ⓑ 75g糖負荷試験2時間値200mg/dL以上
Ⓒ 随時血糖値200mg/dL以上
Ⓐ〜Ⓒのいずれかを、1回満たす
Ⓐ〜Ⓒのいずれかを、別の日に2回以上満たす
糖尿病型
糖尿病 確定
診断基準②
❶ HbA1cの値が6.5%以上
❷ 糖尿病の典型的症状（口渇、多飲、多尿、体重減少）の存在
❸ 確実な糖尿病網膜症の存在
糖尿病型と診断でき、上の❶〜❸のいずれか1つでも当てはまる場合
糖尿病 確定

日本糖尿病学会「糖尿病治療ガイド2016-2017」より作図

未満なら正常、140以上・200未満なら黄信号、200を超えると赤信号です。

3 75g糖負荷試験2時間値（75gOGTT）

75gのブドウ糖を水に溶かして、飲んだ2時間後に測定した血糖値。この値が140未満なら正常、140以上・200未満なら黄信号、200を超えると赤信号です。

糖尿病を確定するための「HbA1c検査」

「糖尿病型」と診断されると、次は本当に糖尿病なのか、あるいは一過性で血糖値が上がっているのかをしっかり区別する必要があります。「たまたま、このところ飲み会続きで食べすぎていた」といった理由や、ストレスなどの精神的な要因によっても、血糖値は高めに出るからです。

高血圧などと違い、糖尿病はリアルに死に直結する病気ですから、そうそう安易に診断をくだすわけにはいきません。

ここで、「白黒つける」ためにおこなわれるのが**「ＨｂＡ１ｃ（ヘモグロビン・エーワンシー）検査」**です。

ヘモグロビンは赤血球の成分で、全身に酸素を運ぶ役目を果たしています。ヘモグロビンは、血液の中を流れていくうちに、糖とくっつく性質があります。この、糖とくっついたヘモグロビンのことを「グリコ（糖化）ヘモグロビン」、またの名を「ＨｂＡ１ｃ」と言います。

ＨｂＡ１ｃ検査とは、ヘモグロビンの中にグリコヘモグロビンが占めている割合を測るものです。

グリコヘモグロビンの割合が高いということは、ヘモグロビンと糖がくっつく頻度が高かったということを意味します。赤血球の寿命は約１２０日（４ヶ月）ありますから、「今週はたまたま飲み会続きだった」といった事情に関係なく、ある程度の期間にわたって継続的に血糖値が高かったことが証明されます。

また、ＨｂＡ１ｃの値には、運動不足やストレスといった要素も反映されないため、ここで値が高く出れば、「一歩手前」ではなく、「あなたは正真正銘の糖尿病です」ということになります。

日本糖尿病学会によれば、**ＨｂＡ１ｃの値が６・５％以上になると「糖尿病が強く疑われる」**ということになります。

また、ＨｂＡ１ｃの検査を受けていなくても、「糖尿病型」と診断された人に、「ひどくのどが渇く」「頻繁にトイレに行きたくなる」「体重が減少する」といった、典型的な糖尿病の症状が見られる場合は、「糖尿病確定」の診断がくだされます。

医者は糖尿病の本当の怖さを患者に教えていない

ここまでずっとお話ししてきたように、糖尿病は命にかかわる病気ですが、残念なことに、医師たちが十分な警告を発しているようには見えません。

私自身、糖尿病の恐ろしさを知ることができたのは、薬学を学んでいたからこそです。

独立する前に勤務していた製薬会社で、糖尿病検査薬の開発チームに配属されなければ、糖尿病に対して無知なままだったでしょう。

当時、私はまだ新人で、海外のさまざまな文献を日本語に翻訳する手伝いくらいしかできなかったのですが、読めば読むほど糖尿病の恐ろしさに戦慄を覚えました。

だからこそ、糖尿病になる手前の「血糖値上昇」という体のサインを薬で消してしまうのは、本当は間違っているのではないかという疑念が生まれてきました。

薬で安易に血糖値を下げるのは間違い

糖尿病予備軍の人に接したら、「あなた、このままの生活ではインスリンが出なくなりますよ。糖尿病は死に至る恐い病気です。そうならないために、適度に体を動かして糖を消費しなくてはダメですよ」と、厳しく指導するのが、本来の医師の役割です。

しかし、実情は血糖をコントロールする「血糖降下薬」を処方するだけですませる医師も少なくはありません。

しかし、薬を飲んだだけでは、運動不足という根本の問題は放置されたままですから、以後ずっと薬に頼らなくてはならなくなります。

また、**血糖降下薬自体、実は「矛盾した」薬です。**

血糖降下薬には、インスリンの分泌を促したり、肝臓からの糖の放出を抑える成分が多く用いられています。結果として血糖値は下がりますが、５下げる、10下げるといった柔軟な下げ方はできないので、たいていの場合は血糖値が下がりすぎてしまいます。

すると、低血糖を起こしてめまいに襲われたり、眠くなったり、ろれつが回らなくなったりします。そこで今度は、甘いものを食べて血糖値を上げなくてはなりません。

皆さんも、糖尿病の患者さんがアメをなめているのを目にして「糖尿病なのに、なぜ甘いものを食べているんだろう？」と不思議に思ったことがあるかもしれませんが、それは、薬によって低血糖を起こしているからなのです。

このような薬、飲まずにすむのに越したことはないと思いませんか？

もちろん、症状が進行した人にとっては、薬も大切な治療法となります。

しかし、**インスリンがしっかり働いているのであれば、多少血糖値が高くても、薬で無理矢理下げる必要などありません**。

ただ、そのままではインスリンが枯渇する恐れがあるので、しっかり生活習慣を見直していきましょう、ということなのです。

糖尿病とうつの関係

糖尿病の直接的な原因は、インスリンが出なくなることですが、間接的には「心の病気」が関係していることもお話ししておきたいと思います。

体が必要としているだけの糖が血液中に流れていることが確認されると、「もう食べなくていいよ」という合図が脳の満腹中枢に送られます。

この合図を送っているのが、**セロトニン**と呼ばれるホルモンです。

セロトニンは、もともと喜怒哀楽といった感情のコントロールをおこない、精神を安定させる役割を担っています。ところが、なんらかの理由でセロトニンの分泌が低下すると、怒りっぱなし、泣きっぱなしという状態になり、**いわゆるうつ病にもなることもあります**。

それと同時に、セロトニンが機能しなくなると、満腹に対するブレーキも利かなくなるので、ごはんがいくらでも食べられてしまいます。

本来は、血糖値で満腹状態を判断していたのが、「**胃の膨らむ限界**」**まで**

食べるようになってしまうのです。ちなみに、人間の胃袋は一度に最大4～5kgの食事をおさめることができると言います。

毎食4kgも食べていれば、当然、肥満になります。

本書では、食事内容はそれほど気にしなくてもかまわないというスタンスをとっていますが、さすがにここまで極端な過食となれば、話は別です。

フードファイターの人たちでさえ、「ここ一番」の勝負の日に備えて水を大量に飲み、徐々に胃を拡張していくのであって、普段食べている量は、私たちとそれほど変わりません。

度を越した過食は慢性的な高血糖の原因になり、糖尿病を引き起こします。**うつになると糖尿病のリスクが上がる**のは、そうした理由があるのです。

見逃してはならないのは、**セロトニンの分泌が低下する理由のひとつに「運動不足」が挙げられる**ことです。

オーストラリアのニューサウスウェールズ大学のサミュエル・ハーヴェイ教授らは、ノルウェーの健康な成人約3万4000人を対象に、10年以上の観察期間を設けて実施された「HUNTコホート研究」（84年～97年）の結果を分析し、**運動を習慣にしている人はうつ病を発症するリスクが低い**ことを突き止めました。研究開始時にまったく運動をしていなかった人は、週に1～2時間運動していた人と比べて、うつ病を発症するリスクが44％も高かったのです。

改めて、私たちが心身ともに健康に暮らすためには、運動が欠かせないものなのだということを、声をあげて多くの人に伝えたいと感じています。

生活習慣病の根っこは一緒

ここまで、糖尿病と運動不足の関係を繰り返しお話ししてきましたが、糖尿病に限らず、生活習慣病の9割は運動不足が原因だと私は考えています。

糖尿病の気がある人は、高い確率で高血圧を持っています。

高血圧になる原因には、高血糖を薄めるために血中の水分量を増やしたことで血圧が上がった、あるいは腎機能の低下によってナトリウム（塩分）を排出できなくなった……など、さまざまな理由が考えられますが、それは二次的なことで、やはり「運動不足」が主な原因と考えたほうがいいでしょう。

「はじめに」でもご紹介した、カリフォルニア大学の研究結果が示すとおり、適度に体を動かしてさえいれば、糖はすぐにエネルギーとして使われるので高血糖にはなりません。また、血流もよくなるので腎機能も活発に働き、高血圧にもなることもありません。

生活習慣病の薬にしても、糖尿病と高血圧の両方に対して処方される「A

CE阻害薬」のように、複数の病気に効くものも多く、生活習慣病の根っこは同じだということをうかがわせます。

つまり、生活習慣を変えないことには、いったん薬で症状を抑えることができても、また別の病気になるだけで、薬の量が延々と増え続けるだけということになります。

がんにしても同じことで、完璧に取ったつもりなのに5年後に再発したりするのは、結局は生活を変えていないことに大きな原因があるのではないでしょうか。

たとえるならば、野球で先ほどホームランを打たれた球種と同じボールを性懲りもせずに投げ続けるようなもので、ずっと同じことをやっていれば同じ結果になるのは当たり前のことです。

だからこそ、これまで「薬があれば大丈夫」と思っていた人は、ぜひ、本書で紹介している「加藤式・降糖メソッド」を試していただきたいのです。

このエクササイズは、効率よく血糖値を下げるために考案したものですが、巡り巡ってほかの生活習慣病を予防することにも、必ずなるからです。

第3章

加藤式・降糖メソッドのしくみ

一日たった3分のエクササイズで糖を消費できる!

第2章では、慢性的な高血糖が死に至る恐ろしい病気を引き起こすメカニズムを説明しました。

健康診断で血糖値が高めに出た人は、「最近仕事で飲む機会が増えたから、仕方ないよな」などと簡単にスルーせず、ぜひ危機意識を持っていただきたいと思います。

血糖値を下げるための近道は**「体を動かして糖を消費すること」**。

単純に「食事を減らせばいい」などと考えるのは大きな間違いです。私たちが食べるものは、糖であれタンパク質であれ脂肪であれ、それぞれが重要な役割を持っています。**ヘタな食事制限は、別の意味での体の不調を招くだ**

けです。それ以前に、好きなものを満足に食べられないような毎日では、心のほうから病気になってしまいかねません。

とはいえ「毎日1万歩のウォーキング」とか「週2～3回ジムに通う」といった、続けるのが難しい目標を掲げてしまうと、大半の人が早々に挫折してしまうでしょう。

大事なのは、無理なく、ストレスなく、毎日の習慣として「効率よく」体を動かすこと。

そこで「これまで運動をする習慣のなかった人でも、挫折することなく続けられる」というコンセプトで考案したのが、第1章でご紹介した「加藤式・降糖メソッド」です。

「加藤式・降糖メソッド」は、**毎日たったの3分間で効率よく血糖値を下げ**

るエクササイズです。

この章では、なぜそんな「ウマい話」があるのか、そのしくみを詳しく解説していきます。

しくみが理解できれば、ますますエクササイズへのモチベーションも上がることでしょう。

「インスリン受容体」を増やすのがカギ！

第2章でもお話ししましたが、血糖値が下がりにくくなる背景には、一つ目に「**インスリンが出にくくなる**」こと、二つ目に「**せっかく出たインスリンが効きにくくなっている（インスリン抵抗性が増大している）**」という二つの原因があります。

この二つは相関関係にあります。

インスリンが効きにくくなるほど高血糖は悪化していき、インスリンがさらに大量に消費され、すい臓が疲弊して、ますますインスリンが作られにくい体に……という悪循環が起きるからです。この状態が続けば、行き着く先はインスリンの枯渇です。

言い換えれば、インスリンが枯渇する前に**インスリン抵抗性を改善することができれば、血糖値は安定し、インスリンがムダに大量消費されることもなくなり、すい臓のインスリン分泌機能も回復に向かう**……ということになります。

第2章では「肥満」がインスリン抵抗性の原因になっているという話をしました。

であれば、ウォーキングやジョギングなどをして痩せるのが一番だろう……と考えるかもしれません。実際、これらの運動には糖尿病の予防効果があることが広く知られています。

一方で、近年では、「筋トレ」もインスリン抵抗性の改善には不可欠だということが知られるようになってきました。

「はじめに」で紹介した、カリフォルニア大学ロサンゼルス校の調査では、**体重に対する筋肉量の比率が10％増加するごとに、インスリン抵抗性の指標値が14％低下する**というデータも報告されています。

そのポイントは「**インスリン受容体**」にあると私は考えています。

第2章でも説明したように、細胞が血液から糖を取り込むには、血液中のインスリンが、細胞の表面にあるインスリン受容体と結びつくというプロセスが不可欠です。両者が結びつくことで、いわば細胞の表面にドアを開き、糖を取り込むのです。

インスリン受容体はドアを開く「カギ」もしくは「認証サービス」のようなものだと考えてもらえばいいでしょう。スマートフォンの指紋認証のように、インスリンがピッとインスリン受容体に触れれば、ドアが開くようなイメージです。

インスリン受容体が少なければ、開かれるドアもその分、少なくなります。一方、インスリン受容体の数が多ければ、それだけ開かれたドアも多くなり、より活発に糖を取り込むことができます。

したがって、インスリン抵抗性を改善して、糖を効率よく細胞に取り込める体をつくるには、インスリン受容体を増やすのがポイントということになります。（次ページイラスト）

そのために欠かせないのが「筋トレ」なのです。

インスリン受容体のイメージ

筋肉を動かしていない

開かれるドアが少なく、糖を効率よく取り込むことができない

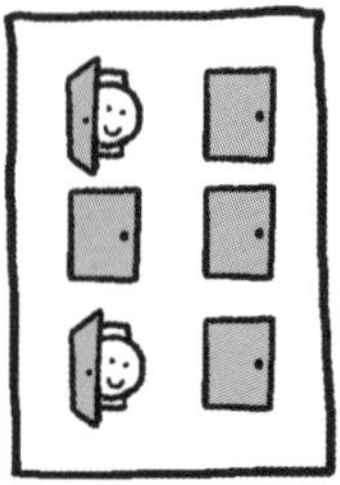

筋肉を動かしている

開かれるドアが多く、糖を効率よく取り込むことができる

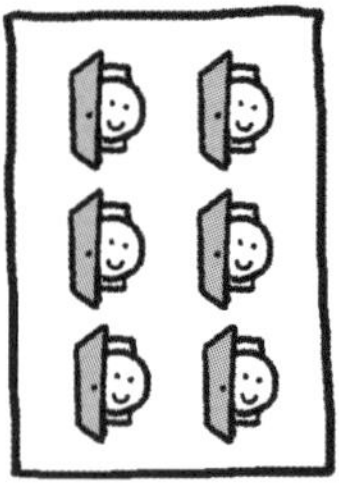

筋肉を動かし続けて筋量も増える

ドアの数自体が増え、さらに効率よく糖を取り込むことができる

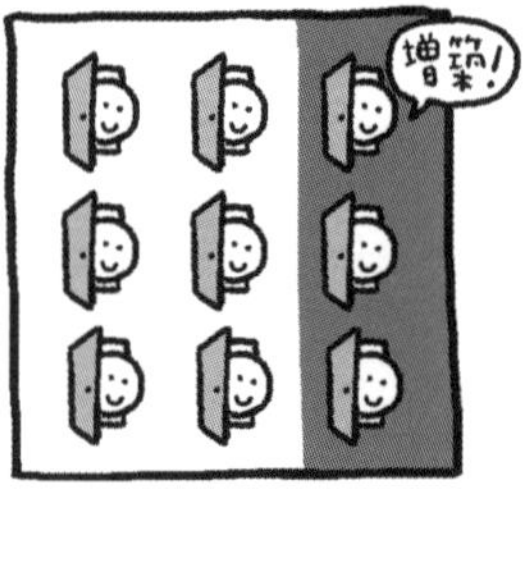

筋トレでインスリン抵抗性が改善する！

インスリン受容体は、筋肉をはじめとした全身のさまざまな組織に存在します。筋トレをおこなえば筋量が増え、結果としてインスリン受容体も増えて、糖の取り込み効率が向上するというわけです。

さらに筋トレによって、筋肉はより多くの糖を必要とするようになります。そうすれば当然、「ニーズ」が高まるわけですから、インスリン受容体もよく働いてくれることになるのです。

筑波大学の久野《くの》譜也《しんや》教授の調査によると、同じ肥満でも、ただの肥満に比べ、サルコペニア肥満と呼ばれる「筋肉が少なく脂肪が多い」肥満では、インスリン抵抗性の発生率が男性で約２・７倍高かったと言います。

ハーバード大学公衆衛生大学院の研究チームが２０１２年に発表した生活

習慣病に関する調査でも、週150分以上の筋トレをおこなっている人は、筋トレをおこなっていない人と比べて糖尿病の発症リスクが34％減少するという結果が報告されています。また、週に1時間以下という少ない運動時間でも、糖尿病の発症リスクは12％減少していたのです。

逆に、筋肉を動かしていなければ、筋肉は衰え、活動するインスリン受容体もどんどん少なくなっていきます。ニーズがあるからこそ、インスリン受容体の受け入れ口も機能するわけです。ニーズがなくなれば、受け入れ口も機能しなくなってしまうのは当然のことと言えます。

人口の少ないエリアに集合住宅があっても、空き部屋が増えて維持費がかかるだけですよね。いずれ集合住宅は取り壊されて、更地になってしまいます。それと同じようなことです。

「加藤式・降糖メソッド」は、いわば過疎地と化してしまった筋肉の「町おこし」をおこない、集合住宅をどんどんつくって、どんどん糖を細胞に取り込んで消費していこうというエクササイズなのです。

なお、最近では、**アディポネクチン**と呼ばれる、脂肪細胞から分泌されるホルモンが糖の取り込みを促進することもわかっています。アディポネクチンは通称「やせホルモン」とも言われています。

香川県立保健医療大学の新見《にいみ》道夫教授らの論文には、肥満した人が定期的に運動をおこなったところ、血中のアディポネクチン濃度が上昇したという例も紹介されています。

アディポネクチンのプラス効果で糖をもっと消費できると思えば、ますます運動に対するモチベーションがわいてきませんか？

糖を消費するには「アウターマッスル」を使え！

過疎化してしまった筋肉の「町おこし」をするといっても、全国各地で町おこしを成功させるなど、とうてい無理な話ですから、町おこしが確実に成功するエリアを狙ってエクササイズをおこなっていくことが重要になります。そうすることで、より短時間で大きな成果を上げることができるからです。具体的には「アウターマッスル」を鍛えるのが一番効率的です。

皆さんも「アウターマッスル」「インナーマッスル」という言葉を聞いたことがあるでしょう。

皆さんが一般的にイメージする「筋肉」とは、アウターマッスルのほうで、体の表層部近くについている大きい筋肉です。

インナーマッスルは、体の深層にある、骨周辺の筋肉群です。

アウターマッスルとインナーマッスルは「使っているエネルギーの種類」に大きな違いがあります。

アウターマッスルは、ブドウ糖を主なエネルギー源にして、短時間に大きな力を発揮します。走ったりジャンプしたりといった瞬発力を必要とする動作は、アウターマッスルの担当になります。

一方、**インナーマッスルは、脂肪を主なエネルギー源として、持久力を必要とする動作を担っています。**

陸上競技で言えば、短距離走はアウターマッスルの領域、マラソンはインナーマッスルの領域ということになります。

インナーマッスルを鍛えて脂肪を消費するのも、ダイエットとしては大きな効果がありますが、今回の目的はあくまで「①糖をどんどん消費すること」そして「②筋量と共にインスリン受容体を増やすこと」。

ですから、アウターマッスルを集中的に鍛えていくことが重要なのです。

「大きな筋肉」を動かせば効率アップ！

さらに、鍛えるアウターマッスルの部位も厳選します。

加藤式・降糖メソッドでは、体の左右にある「**広背筋**《こうはいきん》**（背中）**」「**大臀筋**《だいでんきん》**（お尻）**」「**大腿四頭筋**《だいたいしとうきん》**（太ももの前側）**」**の３つの部位**を集中的に動かしていきます。（左ページイラスト）

アウターマッスルというと、まず「腹筋」を思い浮かべる人がいるかもしれませんが、腹筋はアウターマッスルの中では小さな部類に入ります。

大きなアウターマッスルを
鍛えるのがポイント

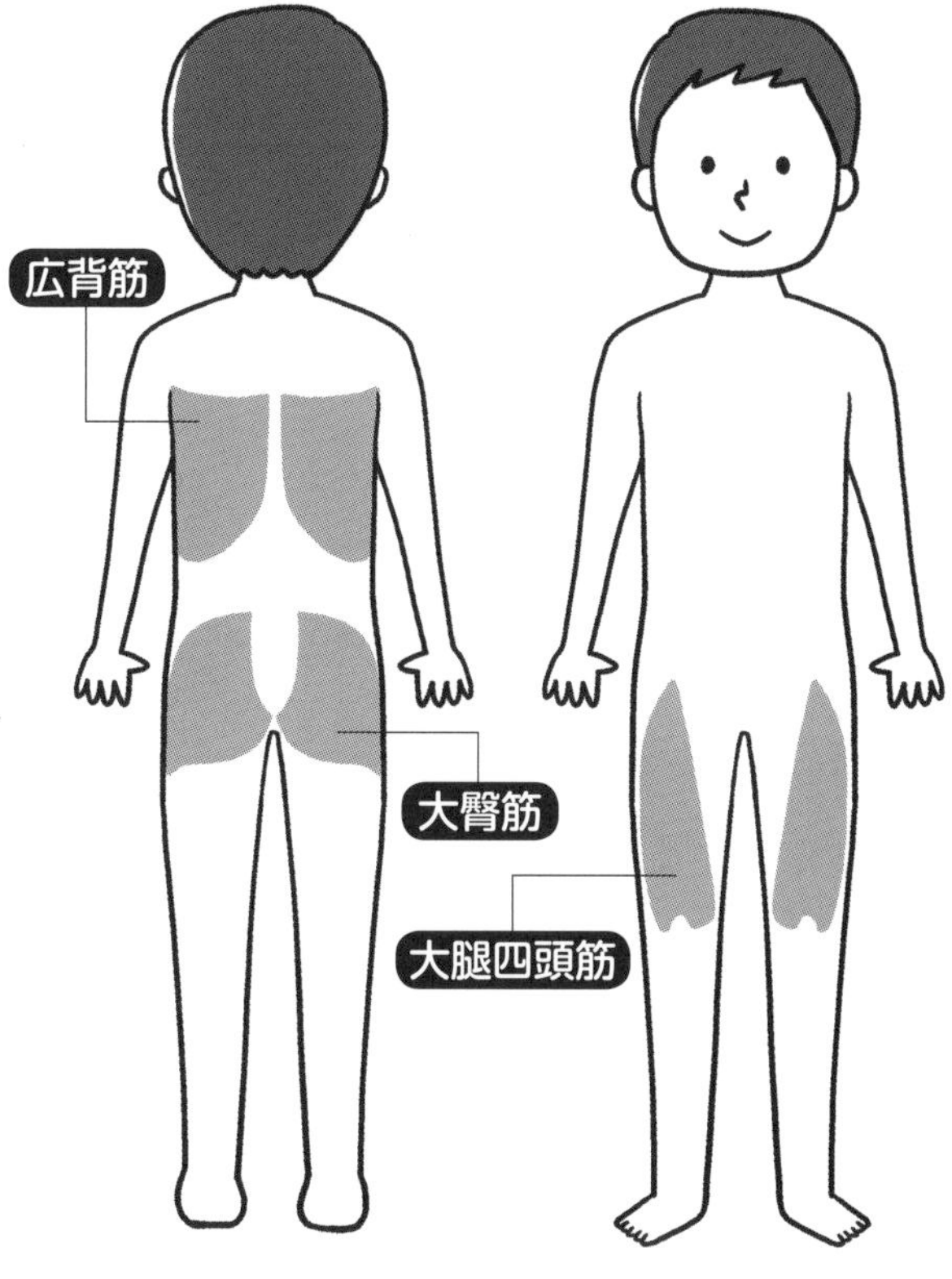

よく「毎日、腹筋をやっているのになかなかお腹が割れない」などと嘆いている人がいますが、小さな筋肉ばかり動かしていても、全体としての体脂肪率がなかなか下がらないのは当然です。ほかの部分は太っているのに、お腹だけがバキバキに割れている人なんて見たことがありませんよね。

一方、背中やお尻、太ももなどの大きな筋肉を動かしていれば、全身から贅肉が取れていくのも早く、結果的にお腹を割る近道になります。

「インスリン受容体を増やす」という目的についても同じことです。**部位の大きなアウターマッスルを動かすほど、インスリン受容体は早く増えていきます**。

すると、筋肉はどんどん糖を消費するようになり、短時間で効率よく血糖値を下げることができるというわけです。

普段使っていない筋肉を重点的に動かそう

加藤式・降糖メソッドで動かす「広背筋」「大臀筋」「大腿四頭筋」の3つのアウターマッスルは、現代生活の中ではなかなか使う機会のない部位でもあります。

とくに、デスクワークが中心の人は、背中の筋肉をほとんど動かさないので、慢性的に背中は凝り固まり、筋肉はどんどん退化していきます。

しかも、背中というのは自分からは見えないので、いつの間にかムダな肉がたっぷりついてしまいます。

また、階段ではなくエレベーターやエスカレーターを使うのが習慣になっていると、大臀筋（お尻）や大腿四頭筋（太もも）を動かすこともありません。

これでは、糖の燃やしようがないというものです。

だからこそ、加藤式・降糖メソッドでこれらの筋肉を動かしてあげれば、効果はてきめん。

一転して、糖が燃えやすい体に変身できるというわけです。

人体には2種類のエンジンがある

インスリン受容体を増やすために、加藤式メソッドでは3つの部位のアウターマッスルを集中的に動かしていきますが、ここにもうひとつ、忘れてはならないポイントがあります。

それは「**なるべく高速で動く**」ということです。

その理由を、これからご説明しましょう。

人間がエネルギーをつくりだす手段には、２つの経路があります。

ひとつは、ブドウ糖をエネルギーの材料にする「解糖系」。もうひとつは、主に脂肪をエネルギーの材料にする「ミトコンドリア系」。（下イラスト）

「今すぐエネルギーがほしい」というときには、短時間でエネルギーに変わるブ

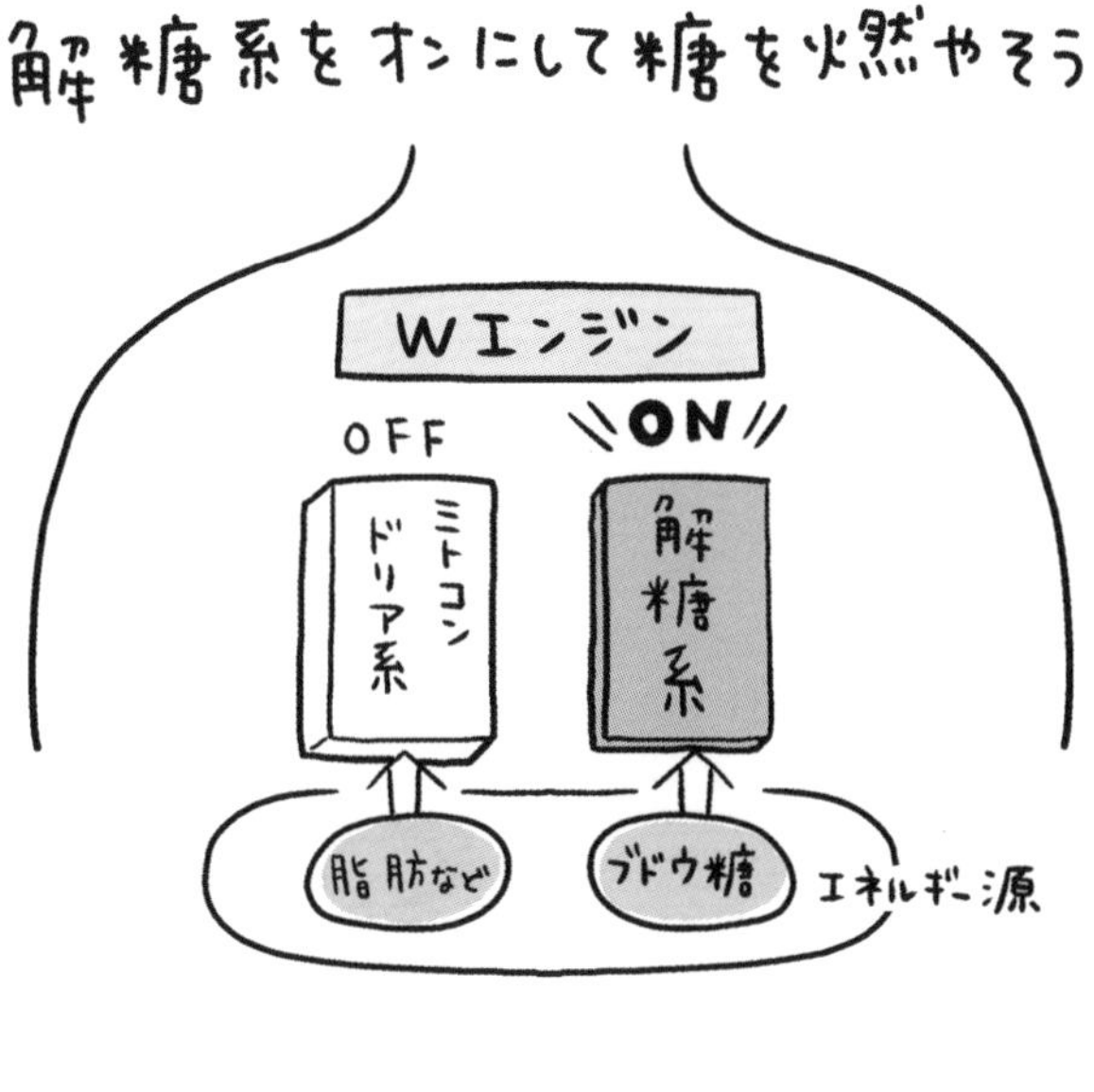

ドウ糖を材料とする「解糖系」が主に働きます。しかし、ブドウ糖はすぐに消費されてしまうのが難点で、そう長くはもちません。

そこで、持久力が必要とされるほどに、エネルギーの製造は脂肪を材料とする「ミトコンドリア系」にシフトしていきます。体力を使う人ほど脂っこいものがほしくなるのはそのためです。

つまり、私たちの体は用途に応じて切り替えられる、2種類のエンジンを積んでいるというわけです。

もっとも、解糖系がメインで働いているときも、ミトコンドリア系はサポート役として働いていますし、その逆もしかりです。

なるべく短時間で糖を使い切りたいなら、そのあいだはミトコンドリア系よりも解糖系を集中的に使う必要があります。

そこでキーワードになるのが「**無酸素運動**」です。

糖を燃やすカギは「無酸素運動」

皆さんは、有酸素運動と無酸素運動の違いをご存じでしょうか？

有酸素運動とは「酸素を使用し、時間をかけておこなう持続的な運動」。つまり、マラソンやジョギングなど、スタミナが要求される運動のことです。この運動では、主にインナーマッスルが使われます。

一方、**無酸素運動とは「酸素を使用せず、短時間でおこなう強度の高い運動」**。短距離走やウエイトリフティングなど、瞬発力が要求される運動が当てはまります。こちらの運動では、アウターマッスルが主に使われます。

そして、有酸素運動と無酸素運動のもうひとつの大きな違いが「エネルギー源」です。

無酸素運動ではブドウ糖（グリコーゲン）、有酸素運動では脂肪が、主なエネルギー源として利用されます。

なぜこのような違いが起きるかというと、脂肪を燃やすには酸素が必要だからです。だから、**酸素を使用しない無酸素運動では、脂肪を使わずに、糖だけを爆発的に燃やすことができる**のです。

つまり、無酸素運動をおこなうということは「ミトコンドリア系のスイッチを入れずに、解糖系を集中的に使う」のと同じことなのです。

無酸素運動をおこなうには、ウエイトリフティングのように大きな負荷がかかる運動をおこなうのが手っ取り早いのですが、定期的にジムに通っている人や、自宅にトレーニング器具がある人でもない限り、習慣として実行するのはなかなか難しいでしょう。

しかし、負荷が軽めでも無酸素運動をおこなうことは可能です。

３分間、なるべく高速で動くべし！

軽めの負荷で無酸素運動をおこなうためのポイントは、先ほどもお話ししたように「なるべく高速で動く」ことです。**有酸素運動で使用するインナーマッスルは、高速の運動には対応できないので、高速で動けば、必然的にアウターマッスルが使われることになるからです。**

降糖メソッドでは、この原理を利用しています。**「エア縄飛び」「ひざキック」「エアバスケ」という３つの動作を高速で繰り返すことで、無酸素運動をおこなう**のです。

同じ縄飛びでも、ボクシングをやる人たちがトレーニングでおこなっている縄跳びは、ほとんどジャンプをせずに、床スレスレの高さで1時間くらい飛び続けます。これは、有酸素運動によってインナーマッスルを鍛え、持久力を高めるのが目的だからです。

一方、降糖メソッドの「エア縄飛び」では、瞬発力によって、なるべく高く、なるべく高速に飛ぶ動作を繰り返します。この場合はアウターマッスルを使った無酸素運動となり、脂肪ではなく糖を燃やすことができるのです。

加藤式・降糖メソッドでは、それぞれの動作を20秒間ずつおこないます。これが30秒になると、さすがに途中でへばってしまう人が出てきますし、逆に10秒程度では負荷が軽すぎます。

100メートル走をイメージするとわかりやすいと思いますが、全力で疾走できるのは20秒が限界でしょう。

しかし、その20秒間は本当に全力で動いてください。それぞれの動作のあいだに10秒間の休憩をはさんでも、1セットをこなせばかなり息が上がっているはずです。

ここで、もうひと頑張りして2セット目に入ることが重要です。「そこそこキツかったな」で終わらず、「うーん、こりゃキツイ!!」と言えるまで体を動かせば、体内で糖がガンガンに燃えているのを実感できることでしょう。

「加圧トレーニング」と同じ原理で糖を燃やす!

さらに、**無酸素運動をおこなうことで、より効率よく筋量を増やすことができます。**この原理を利用したのが、皆さんも名前くらいは聞いたことがあるだろう「加圧トレーニング」です。

東京大学の石井直方教授の論文では、加圧トレーニングのしくみは次のように説明されています。

加圧トレーニングでは、脚の付け根や二の腕に加圧ベルトを巻いて、適度に血流を制限し、無酸素状態をつくり出します。

この状態で運動をおこなうと、筋肉に「乳酸」※という物質がたまります。乳酸がたまると、その情報が脳に伝わり、大量の成長ホルモンが分泌されます。（※乳酸はその後静脈により回収され、ミトコンドリア内でエネルギー源として再利用されます）

成長ホルモンは筋肉の増加を促進させるホルモンなので、その量が多いほど、筋肉は大きく成長します。

本来、乳酸は負荷の高い運動をおこなったときにたまる物質なのですが、加圧トレーニングではその状態を擬似的につくりだして、あたかもハードなトレーニングをおこなったかのように脳に錯覚させます。そうすることで、負荷の軽めの運動でも、大きな筋トレ効果を得ることができます。

加藤式・降糖メソッドでも、これと同じ効果を狙っているのです。

継続は力なり

加藤式・降糖メソッドの最大のポイントは「**毎日の習慣として続けられること**」です。

このエクササイズを実践すれば、ものの1週間のうちに効果が現れてきます。**その証拠が**「**筋肉痛**」。筋肉痛とは、いったん筋肉を壊して再生しているから起こるわけで、その過程で新たなインスリン受容体もつくられています。いわば「修復のための工事中」の状態です。

ちなみに、筋肉痛のあいだは、いったんエクササイズをお休みして、体を修復工事に専念させてあげてくださいね。

筋肉が増えるほどに、体はますます大量に糖を消費するようになります。

しかし、エクササイズをやめてしまうと、筋肉が衰えて、せっかくできたインスリン受容体も再び減っていきます。残念ながら「町おこしに失敗して過疎地に逆戻り」というわけです。

そうならないように、ぜひこのエクササイズは習慣的に続けていただきたいと思います。

エクササイズの内容自体は、ちょっぴりキツいかもしれません。しかし、一日3分間エイヤッと頑張るだけで、一生快適に暮らせる健康な体が手に入るのなら、安い投資ではないでしょうか？
それに、キツいと言っても、毎日ジョギングをしたり、週に何日もジムに通ったりすることを思えばラクなものです。

なにより、このエクササイズには「血糖値を効率よく下げる」という明確な目的があります。ジムの会員になったはいいけれども、幽霊会員になって月会費だけを払い続けているような人は、そもそも目的を持っていないか、あるいは自分の目的をかなえるために何をすればいいのか、わかっていないのです。

目的がハッキリしていれば、がぜんモチベーションも上がりますから、エクササイズを習慣にすることがかえって楽しくなります。

なかには「毎日運動をするくらいなら、食事制限のほうがラクなんじゃないか」と思う人もいるかもしれません。

ですが、食事制限だけでは、インスリンの効きが悪くなってしまう「インスリン抵抗性」の問題を改善することはできません。「細胞のエネルギー源として糖を消費する」という**人体のメカニズムを正常に作動させるには、運動が不可欠**なのです。

すべての元凶は、体を動かさなかったことと、それによって筋肉が衰えてしまったこと。

あなたが今やるべきは、食事制限などではなく、筋肉を動かして、筋量と同時にインスリン受容体を増やすことなのです。

第4章

糖尿病にまつわる誤解

糖尿病のイメージは誤解だらけ

糖尿病は「美食家がなる病気」「太っている人がなる病気」など、イメージ先行で語られることが多い病気です。

しかし第2章でもお伝えしたとおり、そうしたイメージの多くは誤解に基づいています。

そのため、糖尿病の予防についても、見当はずれな知識がはびこっているのが現状です。本章では、そんな誤解をといていきたいと思います。

誤解① 糖尿病になるのは「食生活」が原因である

まず、お断りしておきたいのですが、食事の内容が高血糖にまったく関係ないというわけではありません。

しかし、「食生活が糖尿病の主な原因」というのは言いすぎです。

そもそも、**私たちの体は、健康に害を及ぼすほどの食事はできないつくりになっています**。

一度に食べすぎると下痢をするのはそのためですし、塩分だって「とりすぎはよくない」と言われますが、現実的に体をこわすほどの塩分をとることは困難です。

その証拠に、「海水を飲め」と言われても、飲める人はいませんよね。

糖にしても同じことで、**甘いものを一度に大量に食べるのはなかなか難しいものです**。必要以上の糖をとらなくてもすむように、体がそのようにできているのです。

直径10㎝程度の小さなホールケーキでも、ひとりで食べきることはなかなかできません。いつも普通に食べているトンカツ定食と、カロリーやボリュームはたいして変わらないのに、です。

トンカツだって最終的には分解されて糖になるわけですが、それまでには長い時間がかかります。だから、たくさん食べても体が受け付けてくれます。

しかし、直接糖になるものは、そうたくさんは必要ないので、板チョコを一度に2枚も3枚も食べたりする人はそういないというわけです。

つまり、普通に食べているぶんには、「体が必要としている食事の量をそうそう逸脱しているわけではない」と考えることができます。

食生活が糖尿病に重大な影響を及ぼすのは、若い頃から度を越した過食が習慣になっているような場合です。

アメリカのファストフード店では、Mサイズのドリンクが日本のLサイズより大きかったりしますが、小さな子どもでも特大サイズのコーラを普通に飲んでいます。学校に持っていくお弁当は、卒業まで毎日ピーナッツバターをはさんだサンドイッチとバナナだけ。いわゆる「おふくろの味」は、冷凍ピザやハンバーガーやチーズマカロニ……。

そんな生活を何十年も続けていると、体のほうもさすがに麻痺してきます。「体に必要な栄養素をバランスよく摂る」という調整機能が長年の習慣できかなくなり、血糖値が危険域に達するほどの食品でも、平気で食べられるようになってしまいます。

その結果、アメリカ人には糖尿病が多いのです。米国疾病予防管理センター（CDC）の報告書によると、2015年の時点でアメリカの人口の9％（3030万人）が糖尿病をわずらっていると言います。さらには、人口の34％（8410万人）が糖尿病予備軍なのです。

一方、私たち日本人の食生活は、世界的に見てもたいへん健康的です。自然や四季と調和する日本食の考え方や、すぐれた栄養バランスは世界的にも高く評価されており、ユネスコの無形文化遺産に登録されているほどです。

いまやコンビニのおにぎりの一個一個にカロリーが表示されているほど、食生活に敏感な国だというのに、現実的には糖尿病の人がどんどん増えているのですから、「食生活が糖尿病の主な原因」と言い切るのは、やはり無理があるでしょう。

言い換えれば、**食事の改善だけで血糖値をコントロールしようとするのは間違っている**、ということです。

糖尿病の患者さんの食事といえば、食材の量や種類を細かく計算して、厳しくカロリーを制限しなければならず、おまけにちっともおいしくないという、あらゆる意味でつらいものですが、そんな我慢をしなくても、血糖値を下げることは十分可能なのです。

誤解② 痩せている人は糖尿病にならない

度を越した過食は肥満につながり、糖尿病の原因になりますが、一方で「痩せている人は糖尿病にならない」わけでは決してありません。

日常的に運動をして、健康的に痩せている人ならまったく問題ありませんが、**単に「食が細くて痩せている」という場合は注意が必要**です。

そういう人は、炭水化物や野菜が中心の食生活で、たいてい肉をあまり食べていないからです。

実は、肉を食べないと、糖尿病になるリスクは高まります。

その証拠に、ベジタリアンの多い国として知られるインドは、実は世界で2番目に糖尿病人口が多い「隠れ糖尿病大国」です。（図9）

ベジタリアンと聞けば、一見ヘルシーなイメージがあるのに、なぜ糖尿病になってしまうのでしょうか？

第2章でもお話ししたように、私たちのエネルギー源である糖を、全身の細胞へ送り届けてい

図9 世界の糖尿病人口　ワースト10

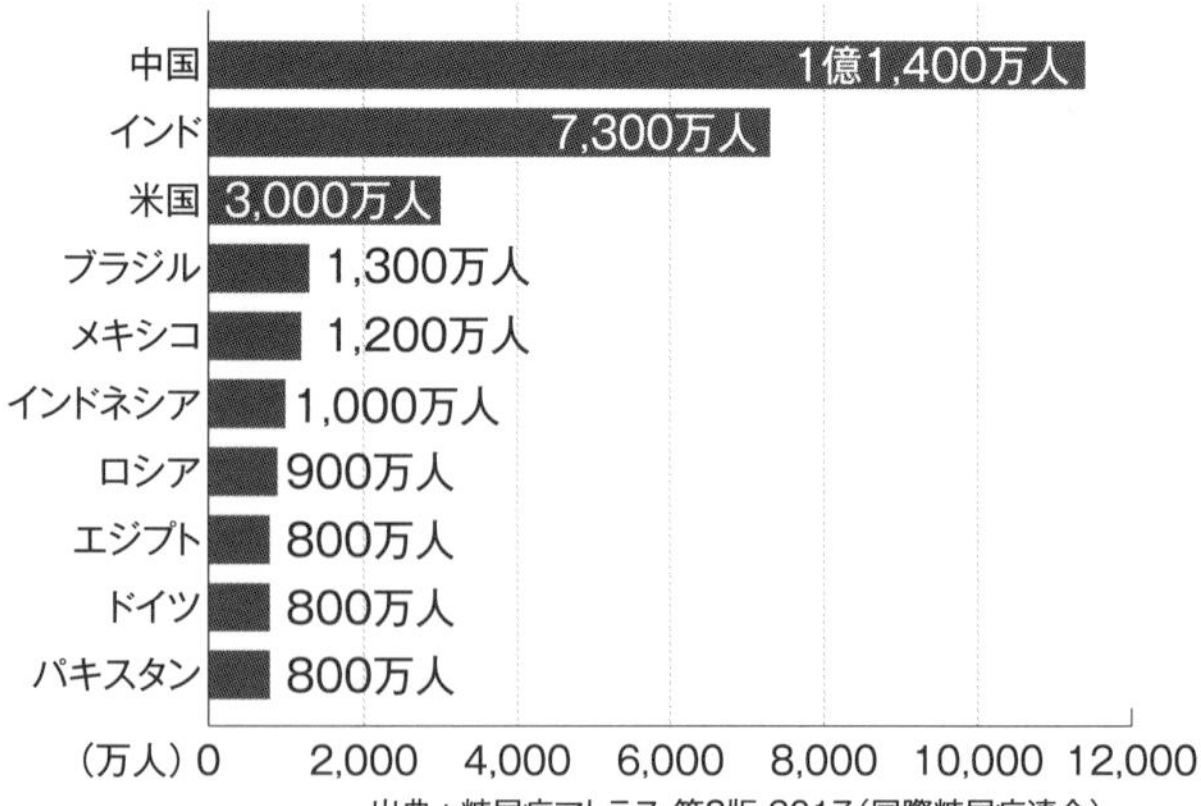

出典：糖尿病アトラス 第8版 2017（国際糖尿病連合）

るのはインスリンの力です。インスリンが出なければ、糖はどこにも運ばれないまま、血液の中にあふれていきます。

そのインスリンの**材料となるのが「コレステロール」です**。コレステロールといえば「なんとなく体に悪いもの」というイメージを持っている人が多いのですが、実は細胞膜や丈夫な骨をつくるためのビタミンD、そして性ホルモンや成長ホルモンなど、さまざまなホルモンの原料にもなっているとても大切な栄養素なのです。

このコレステロールの主な原料となるのが肉などの動物性食品です。**つまり、肉を食べないとインスリンはつくれない**のです。

また、**各細胞に運ばれた糖を燃やしてエネルギーに変えるには「ビタミンB1」の力が必要です**。ビタミンB1は、いわば石炭（つまり糖）を炉にくべる力仕事の作業員さんのような存在で、彼らが不足している場合も、やはり糖は消費されずに血液の中にあふれていきます。**ビタミンB１を含む食品の代表格は、豚肉やレバー**。その意味でも、肉を食べない人は糖尿病になりやすいのです。

ちなみに、ビタミンB１はニンニクと一緒に食べることで吸収効率がよくなり、もっともっと糖を燃やしてくれるようになります。そうすると、体にパワーがどんどんみなぎってきます。これは、ニンニクに含まれるアシリンという成分の働きによるものです。

夏バテ対策の定番と言えば、レバニラ炒めですよね。ニラもアリシンが多い食材です。**レバニラ炒めがスタミナ食と言われているのは、きちんと理にかなった話なのです。**

よく「年をとってから、肉を食べなくなった」と言う人がいるのですが、

肉を食べなくなった原因は加齢ではありません。運動不足です。

私自身、40代後半から執筆依頼が増えたことで、家で書き物ばかりして慢性的な運動不足になっていた時期があります。そのときは、あっさりした食べ物や野菜がおいしく思え、肉を食べたいと思うことはほとんどなくなっていました。

ところが、体調を崩したのをきっかけに、改善のために運動習慣を取り入れたところ、一転して「肉が食べたい！」と思うようになったのです。

人間の体は、よく動けばお腹もすきます。筋肉を動かし、糖を消費し、細胞を健康に保とうとすれば、肉を食べたくなるのが当然です。

言い換えれば**「肉を食べたくなくなったら、体の老化が始まっている」**ということなのです。

誤解③　糖質制限をすれば糖尿病にならない

これまで繰り返しお話しししているように、**糖尿病とはインスリンの分泌が低下したり、インスリンの効きが悪くなることで、細胞に糖が運ばれなくなったりする病気**です。つまり、糖をとること自体を制限しても、根本的な問題解決にならないのは明白でしょう。

それなのに、「糖質制限をすれば糖尿病にならない」という誤った思い込みが、広く蔓延しています。

浜松医科大学の高田明和名誉教授は、糖質制限がかえって糖尿病を引き起こす恐れもあると警鐘を鳴らしています。糖質制限によって低血糖の状態が続くと、体が糖を温存しようとして、わざとインスリン抵抗性を上げて糖の消費を控えよう（＝血糖値を上げよう）とするというのです。

要するに、少ない物資をほいほいと気前よく配ってしまっては、あとで困ったことになるので、あえてインスリンの効きを悪くして、ちびちびと糖を配るようになるというわけです。

当然、細胞はエネルギー不足に陥りますが、物資不足の「ご時世」ですから、耐えるほかありません。

これではむしろ、自ら進んで糖尿病になろうとしているようなもので、完全なる本末転倒と言えるでしょう。

ちなみに、糖質制限の走りである「低炭水化物《ローカーボ》ダイエット」の考案者であるロバート・C・アトキンス博士は、ブームのさなかに転倒による頭部の強打で急死しています。

目まいやふらつきは低血糖の典型的な症状ですから、博士もそうした状態にあったのではないかと、当時もさかんに議論されたものです。

極端な食事制限に、安易に手を出すのは命取りです。

誤解④ 高血糖になると、つらい食事制限が必要

世の中には、糖尿病の人のためのレシピ本があふれています。

ひと頃のように、高野豆腐やコンニャクばかり使った「見るからに病院食」みたいなレシピはさすがに少なくなり、多くの本が「糖尿病食なのにおいしい」ことを売りにしていますが、写真からしてまったくおいしそうに見えなかったり、グラム単位で材料を計量しなくてはならなかったり、やたらと調理に手間がかかったり、手に入りにくい食材を使わなくてはならなかったりで、見ているだけでげんなりしてきます。

栄養価やカロリーだけで考えるレシピというものは、大体こういうことに

なりがちなのですが、普通なら「やってられるか！」という気分になるでしょう。

本書で繰り返し説明しているように、糖尿病とはインスリンがうまく働かなくなって、血糖値が下がらなくなる病気です。

あなたの血糖値が多少高めでも、64ページの図7のように、食事の直後と数時間後で血糖値がきれいなウェーブを描いていれば、まだインスリンは出ているということです。典型的な糖尿病の症状（10ページ）が現れているような人なら話は別ですが、インスリンがきちんと働いている限り、「加藤式・降糖メソッド」を実践すれば、正常な血糖値に戻すことは可能です。

つらい食事制限をする必要はありませんし、ステーキやスイーツを食べてもかまいません。

もちろん「低ＧＩ食品」とやらにこだわらなくても大丈夫です。

低ＧＩ食品とは、血糖値が上がりにくい食品という意味ですが、**ゆっくり時間をかけて食事したり、食事と一緒にコーヒーを飲んだりしていれば、血糖値が急上昇することなどありません（この点については１４２ページから詳しく解説しています）**。

低ＧＩ食品にこだわりだすと、パンはだめ、パスタはだめ、おイモもだめと、好きなものがなにも食べられなくなってしまいます。

それだと、健康になる以前に、生きている楽しみがなくなってしまうと思いませんか？

お酒にしても、ビールや日本酒はＮＧでウィスキーはＯＫといったことが言われていますが、繰り返しお伝えしているとおり、適切な運動をしていれば適量の飲酒を気にすることはありません。

かつては健康に悪いとされていたコーヒーが、今では糖尿病の予防に役立つと言われているように、**食の常識も日々アップデートされていきます**。

それなら、細々とした情報にわずらわされず、好きなものを楽しんだほうが、よほど豊かな人生が送れるというものです。

誤解⑤　若いうちは糖尿病にならない

糖尿病の患者数は40代から50代にかけて大きく増えていき、60代になると、男性の20％以上に糖尿病が疑われるようになります。（次ページ図10）

そのため、逆に「若ければかからない」と思われているようなふしがあります。

確かに、10代で糖尿病というのはかなりのレアケースで、第2章でもお話しした、先天性の「1型糖尿病」をわずらっているか、よっぽどひどい過食をしているかのどちらかでしょう。

しかし「30代で糖尿病」なら、十分ありえる話です。

むしろ、**今後は30代から糖尿病になる人がもっと増えていく**のではないでしょうか。

そもそも、これまで糖尿病が「40代以降の病気」とされてきたのは、多くの人が、40代に入って初めて人間ドックを受けて

図10 年齢別・糖尿病人口の割合

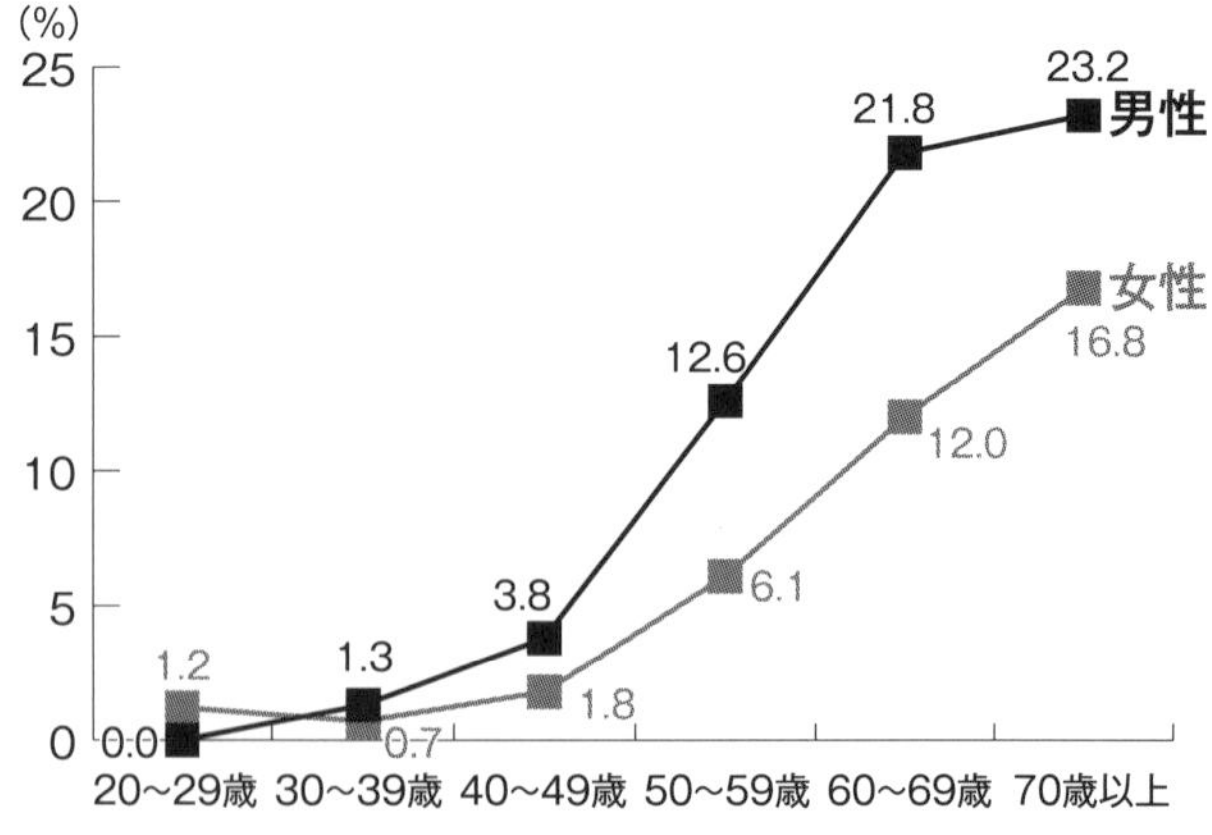

出典：平成 28 年「国民健康・栄養調査」

いたという背景もあるでしょう。実際には、30代の頃から糖尿病の気があった人も少なからずいたはずです。

また、昔と比べて日本人の生活は大きく変わりました。簡単に言うと**「家の中に閉じこもっている時間が増えた」**のです。

ビジネスマンにしても、いわゆる「ノマド」的に、通勤をせずに在宅ワークですませられるケースが増えてきました。

このことは、働きながら子どもを育てているような女性にとっては大きな福音ですが、運動という観点から見ればマイナスです。通勤途中に駅の階段を上り下りしたりするのだって、立派な運動だからです。

これに輪をかけて、若い人は外に出なくなりました。

インターネットやスマートフォンがあれば、実際に外に出なくても、友人たちとつながっていられます。

昔の子どもたちは、ＴＶゲームをするにしても、自転車に乗ってお金持ちの子の家に集まったりしていたものですが、今では家にいながらにしてインターネット対戦でゲームができます。

中高生も、かつては部活に入るのが当たり前でしたが、今では「帰宅部」の生徒たちのほうが多いくらいだと言います。

スポーツをする子が減って、ゲームにハマる子ばかりが増えているのです。

そういう生活が「若くても糖尿病」の温床になっています。運動しないことで、どんどんインスリンの効きにくい体になっていくからです。

今はまだ顕在化していなくても、そのリスクは確実に醸成されていると言えるでしょう。

どうせゲームをするなら、「ポケモンGO」のように、実際に体を動かすゲームがおすすめです。本気でやれば、平気で1日10㎞くらい歩かされます。ひところの熱狂は落ちついた「ポケモンGO」ですが、健康志向のおじさんたちのあいだでは、いまだに大人気なのです。

誤解⑥ 運動していれば糖尿病にならない

本書では繰り返し、「効率的に」運動することの重要さを「これでもか!」とお伝えしています。

しかし、読者の中には「自分は毎日ウォーキングをしていたのに、糖尿病になった」という方もいらっしゃるかもしれません。

もちろん、運動時間や食事内容などが関係している可能性もありますが、もうひとつ「効率よくウォーキングをしていないから」という可能性も見落とすことはできません。

第3章でも詳しく解説しましたが、**筋肉には「糖を主なエネルギー源とする筋肉」と「脂肪を主なエネルギー源とする筋肉」の2種類があります。**

糖を主なエネルギー源とする筋肉というのは、体の表層部近くについている「アウターマッスル」です。

一方、ウォーキングで使うのは、主に脂肪を燃やす「インナーマッスル」のほうですから、必ずしも血糖値を下げる効果は高くありません。

ただし、**28ページで紹介している「肩甲骨ウォーキング」なら、背中の筋肉を大きく動かすため、歩きながらアウターマッスルを効率的に使うことができます。**

アウターマッスルを使えば、インスリンの効きを高める「インスリン受容体」を増やして、糖が燃えやすい体にすることができます。

要するに「とにかく体を動かせばOK」というわけではなく、**血糖値に関係する筋肉にターゲットを絞った運動をするのが「最大の近道」**になるのです。

もちろん、肥満自体が糖尿病のリスク要因ですから、普通のウォーキングをおこなって脂肪を燃やすことにも意味はあります。

とはいえ、慢性的な運動不足で筋肉が衰えている場合は、それだけでは不十分。より積極的に筋肉を鍛えていく必要があります。

筋トレに糖尿病の予防効果があるということは、すでにご紹介したとおりです。

それでも、なかには「自分は筋トレをしていたのに糖尿病になった」という方もいるかもしれません。

それにはさまざまな原因が考えられますが、「筋トレの効率が悪い」という可能性も見逃せません。**同じアウターマッスルでも、腹筋のように小さな部位の筋肉ばかり動かしていたのでは、効率よくインスリン受容体を増やすのは難しい**からです。

世の男性は、「脱いでカッコいい体」を目指して、腹筋や胸筋ばかりを鍛えがちです。

しかし、血糖値を下げるという観点からすれば、鍛えるべきは背中の「広背筋」や、「大臀筋」「大腿四頭筋」といった「大きなアウターマッスル」の筋肉なのです。

だからこそ、ぜひ「糖を燃やすこと」と「糖を燃やすためのインスリン受容体を増やすこと」に特化した加藤式・降糖メソッドを試していただきたいと思います。

誤解⑦　頭脳労働をしていれば十分に糖を消費できる

脳の唯一のエネルギー源が糖であるという話は、比較的よく知られています。確かに、頭を使うと無性に甘いものがほしくなりますよね。

ドラマ『ドクターX』でも、米倉涼子さん演じるヒロインの大門未知子医師は、いつも手術を終えたあと、大量のガムシロップを飲んでいます。何時間も手術に集中して脳をフル稼働させていたため、そこで消費した糖分を補給しているのです。

これは、ドラマ上の演出でもなんでもなく、脚本家の方がお医者さんに取材したエピソードを取り入れたものだと言います。

外科のお医者さんが、手術のあとにスイーツやチョコレートを食べるのは本当の話なのです。

とはいえ、自分は毎日ものすごく頭を使っているから、運動しなくても糖尿病にはならないだろう……などと考えるのは間違いです。

言ってしまえば、7~8時間手術に集中して消費した糖分を、ガムシロップ数パックで補給できてしまうというわけですから、**いくら脳が糖をエネルギー源にしているといっても、その消費量はたかが知れています。**

人間の体で、糖を主に消費しているのは脳ではなく、筋肉です。

高血糖を防ぐには、やはり筋肉を動かすしかありません。

デスクワークだけで血糖値が下がるなどという、うまい話は残念ながらないのです。

日本にも、正しい栄養学の知識を！

この章で紹介してきた「誤解」の多くは、栄養学の知識が不足しているために生じているものです。

実際、日本ほど栄養学を軽視する国は珍しいと言っていいでしょう。医療のほうが栄養学より上という感覚が根強いために、なかなか正しい知識が根づかず、偏った情報ばかりが流行るのです。

しかし、人の健康を支えているのは医療だけではありません。

自分が食べたものが、自分の体の中でどのように処理され、どのように利用されているかを知れば、間違った「健康常識」に惑わされることもありませんし、健康を維持するためになにが必要かもおのずとわかるでしょう。

皆さんにも、ぜひもっと栄養学に関心を持っていただきたいと思います。

第5章

血糖値を下げる生活習慣

血糖値を効率よく下げる7つの生活習慣

本書で紹介している「加藤式・降糖メソッド」を習慣にするのと同時に始めてもらいたいのが、生活習慣の改善です。

といっても、ちっとも面倒なことではありません。

血糖値を高めているのは、あなたも気づいていない、ちょっとした「ダメ習慣」。それらを改めて、新しい習慣に変えるだけでも、ぐっと健康な体に近づけるはずです。

1　ランチは「丼《どんぶり》もの」よりも「定食」を

第2章では、**インスリンの使いすぎに「早食い」が大きくかかわっている**

ことをお話ししました（62ページ）。

食事に含まれる糖の量が同じでも、5分で食べるのと、2時間かけて食べるのとでは、まったく血糖値の上がり方が違います。

インスリンは血糖値の上昇に反応して分泌され、血糖値を下げるように働きますが、早食いをするとインスリンの分泌が間に合わず、血糖値があっという間に上がってしまうためです。

その結果、急上昇した血糖値をなるべく早く下げるために、インスリンが大量に使われてしまうというわけです。


同じカロリーのカツ丼とトンカツ定食を比較した場合も、前者のほうが血糖値が上がりやすいということになります。

カツ丼の場合、一気にかき込む「早食い」になりがちですが、定食の場合は何度もお膳に箸を運ぶ手数が増えることで、自然と噛む回数も増え、食事の時間が長くなるからです。

同様に、内容的にはそう変わらない「幕の内弁当」と「和食の懐石」を比べても、お弁当を一気にかき込むのと、時間をかけてゆったりと懐石を楽しむのとでは、血糖値の上がり方が大きく変わってくるのです。

ところが、日本人の多くにとっては「早食い」が習慣になってしまっています。

その証拠のひとつが「ランチタイムの短さ」。世代を問わず、**日本のビジネスマンのランチタイム（昼休み）は平均で約30分、昼食そのものにかける時間は約20分**という調査結果もあります。（図11）

もともと、日本人は「食事は短時間ですませるもの」という価値観の下で育っています。

子どもの頃は、給食をダラダラ食べていると怒られましたし、職場でも「昼メシなんてさっさとすませて早く仕事に戻れ」という空気が濃厚。

自分のデスクで10分とかけずにランチをすませている人も多いのではないでしょうか。

このようなカルチャーは、私たちをぐっと糖尿病に近づけるのです。

図11 日本のビジネスマンがランチタイムにかける時間

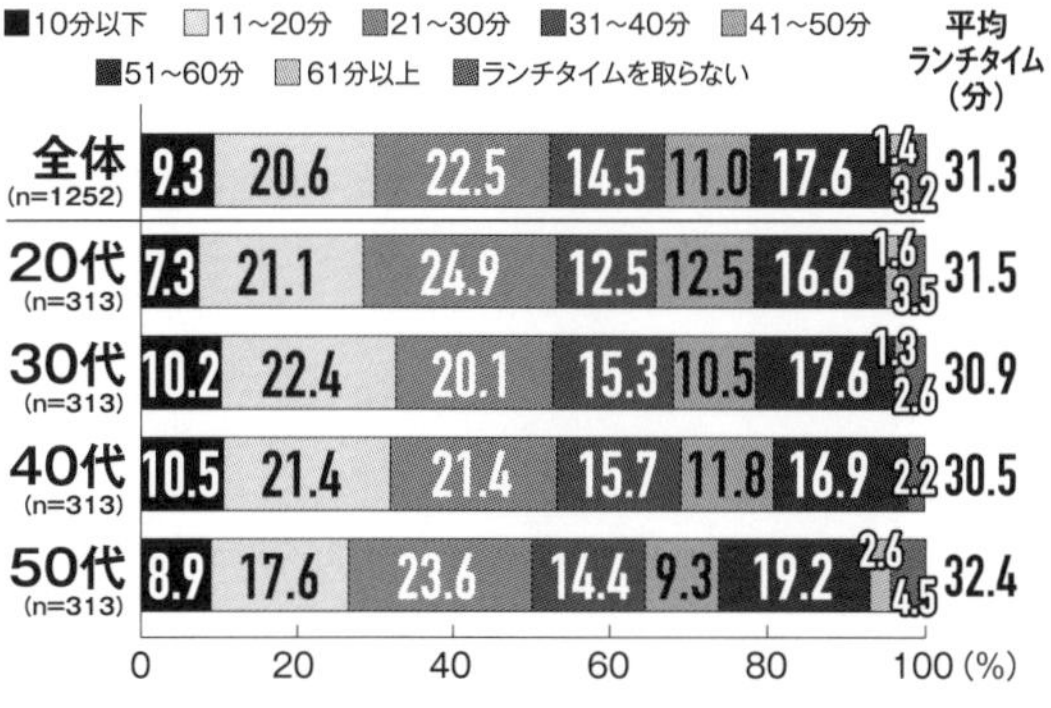

出典：新生銀行「2017年サラリーマンのお小遣い調査」
※20代~50代の男性会社員1252人に調査

2 コーヒー付きの食事をゆったり楽しもう

海外の人々を見ていると、サービス業の人たちでも、お客さんが来ているのに悠々と食事を続けていたりします。日本人なら、お昼を食べている途中でもカウンターにすっ飛んでいくところです。

フランスに行ったとき、ビジネスパーソンが食事をしながら一緒に会話を楽しみ、1時間以上もかけてランチをとっている風景に驚きました。正直うらやましく感じましたし、素晴らしい文化だと思います。

私たち日本人も、そろそろ可能な範囲で「早食いは美徳」という感覚を改めるべき頃合いだと思います。

フランス人のようになれとは言いませんが、**立ち食いソバを5分でかき込**

むようなお昼はやめて、仲のいい同僚と会話しながら、ゆっくりとコーヒー付きのランチでも楽しみたいものです。

近年の研究では、**コーヒー自体に糖尿病の予防効果がある**こともわかっています。

シドニー大学で2009年に発表された論文によると、糖尿病に関する18件の論文を解析した結果、1日に3～4杯のコーヒーを飲む人は、ほとんど飲まない人に比べて、糖尿病を発症するリスクが平均で25％も低かったと言います。

なお、こうした効果は、カフェイン抜きのコーヒーでも確認されています。

日本のコーヒー飲料メーカーでも研究が進められており、**コーヒーに含まれるポリフェノールの一種である「クロロゲン酸類」に、食後の血糖値の上**

昇を抑える効果があると発表されています。

とりわけ、食事と一緒にコーヒーを摂取した場合に、血糖値の上昇はもっとも抑えられたと言います。

お腹いっぱい食べたあとでも、食後にコーヒーを飲むとお腹が落ち着くのは、コーヒーが血糖値を下げてくれていたからだと考えられるのです。健康のためにも、「食後の一杯」をゆったりと楽しむ習慣をつけたいものです。

3　忙しいビジネスマンには「間食」がおすすめ

私たちが食事をすると、血糖値が上がりはじめ、90分くらいでピークに達します。その後、血糖値はゆるやかに下がりはじめ、6時間ほどたつと食事前の数値に戻ります。

脳は「満腹／空腹」を血糖値で判断しているので、食後6時間もたてば、ふたたびお腹がすいてきます。

ですから、**12時にランチを食べたら、6時に夕ごはんを食べるのが自然な形**と言えます。

ところが、多くの人にとって、お昼の時間はたいてい決まっているのに、夜の時間はまちまち。早くても7時、8時といったところで、忙しいビジネスマンになると、9時、10時頃に夕食をとる人も少なくないのではないでしょうか。

すると、夕食をとる頃には血糖値が下がりすぎてしまい、空腹のあまり「早食いの暴食」をしてしまうことになります。

血糖値が下がりすぎていたぶん、食べ物を前にしたとき「早く血糖値を上げろ！」と脳が指令を出すからです。

しかし、ここでバーッと上がった血糖値を今度は下げるために、インスリンが大量に使われ、このサイクルが常態化するとインスリンは枯渇に向かいます。

これを防ぐには**「間食をとる」**ことをお勧めします。

昼食と夕食のあいだに少し糖をとっておくと、血糖値が下がりすぎないのです。

私の場合、8時頃に夕食をとることが多いので、**4時頃に甘いカフェオレを飲んだり、コンビニのシュークリームを食べたりします**。すると、8時、9時頃までは平気でもちます。

これは、ダイエット法としても有効で、夕食の30分前に甘いカフェオレやオレンジジュースを飲んで血糖値を上げておくことで、少量のごはんでも満腹になります。子どもの頃、夕食の前におやつを食べてしまうと、ごはんが食べられなかった経験はありませんか？　あれと同じことです。

「間食」と言うと、問答無用で「太る」というイメージがあるかもしれません。しかし、適切なタイミングと量を守りさえすれば、実は高血糖の予防に大いに役立つ「よい習慣」ともなりうるのです（すでに糖尿病の症状が出ている方は、医師にご相談ください）。

4　「セルフ健診」で血糖値をこまめに測ろう

血糖値に限った話ではありませんが、健康診断の結果を見て、とくに異常がないと、「正常値でよかった！」と安心しきってしまう人がいます。

もちろん、正常値なのは喜ばしい話なのですが、正常値の中にも「正真正銘の正常値」と「限りなくグレーに近い正常値」があるわけで、両者には大きな違いがあります。

自分がそのどちらなのかは、きちんとチェックしておくべきでしょう。

本来、そういったことは医師のほうから指摘しなくてはならないのですが、今はコンピュータが「正常か、異常か」の二択で結果を出しているだけなので、多くの人が「正常値だったから安心」という気持ちになってしまうのも無理はありません。

しかし、もし「正常値」の範囲の中でも、年々検査値が右肩上がりになっているようなら、いずれは危険ゾーンに突入する可能性が高いということになります。

ですから、「今年の結果は正常値でよかった」ですませるのではなく、**過**

去3年間くらいのデータを並べて、数値の動きをチェックすることが大切なのです。

健康診断の結果はすぐに捨てたりせず、数年間は保管しておくようにしましょう。

もっと言えば、すでに血糖値の高さが気になっている人は、年に1回の健康診断だけでなく、月1回くらいのペースで血糖値を測る習慣をつけたいものです。

最近では「ゆびさきセルフ測定室」といって、ドラッグストアなどで手軽に血液検査がおこなえるサービスも増えてきました。首都圏で「検体測定室」を展開している「ココカラファイン」などもそうです。（次ページ写真）

病院で健康診断を受けると、保険を適用しても数千円かかりますが、**こう**

したサービスでは１項目から検査が可能で、費用も５００円程度からとリーズナブル。「血糖値だけ」「脂質類だけ」など、気になる項目にしぼって検査ができるのでムダがありません。なにより、会社帰りや買い物の途中に、気軽に立ち寄れるのが嬉しいところです。

こうしたサービスは、今後もっと増えていくのではないでしょうか。

血圧計ほどにはポピュラーではありませんが、家庭用の簡易型血糖測

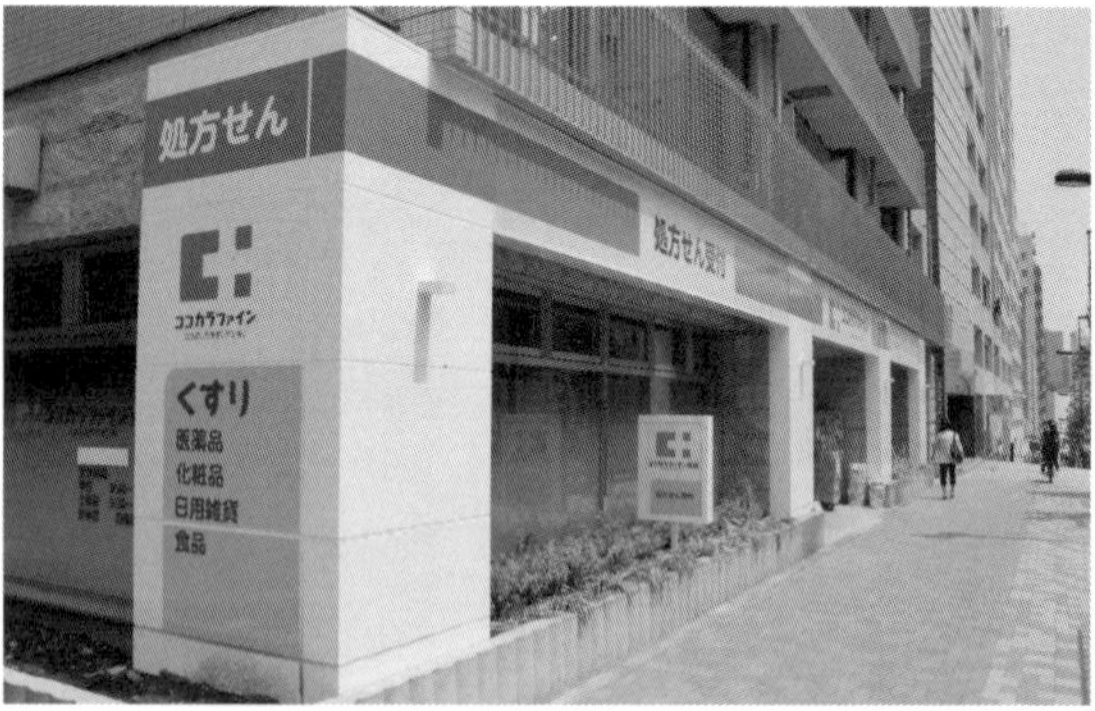

ココカラファイン白金台店。ほかにも、インターネットで「ゆびさきセルフ測定室ナビ」を検索すれば、お近くの測定室を調べられます。店舗により調べられる項目が違うので、事前に電話でご確認ください。

定器も、1万円ほどで市販されています。

家庭用の測定器も年々進化していて、より正確に、簡単に測定できるようになってきました。

指の先を小さな針でプチッと刺し、ごく少量の血液をセンサーに吸わせて計測するというもので、採血時の痛みもそれほどありません。

血糖値は、「たまたま外食が多かった」とか「このところストレスが溜まっている」といった要因によっても上がりますが、日々こまめに測定してい

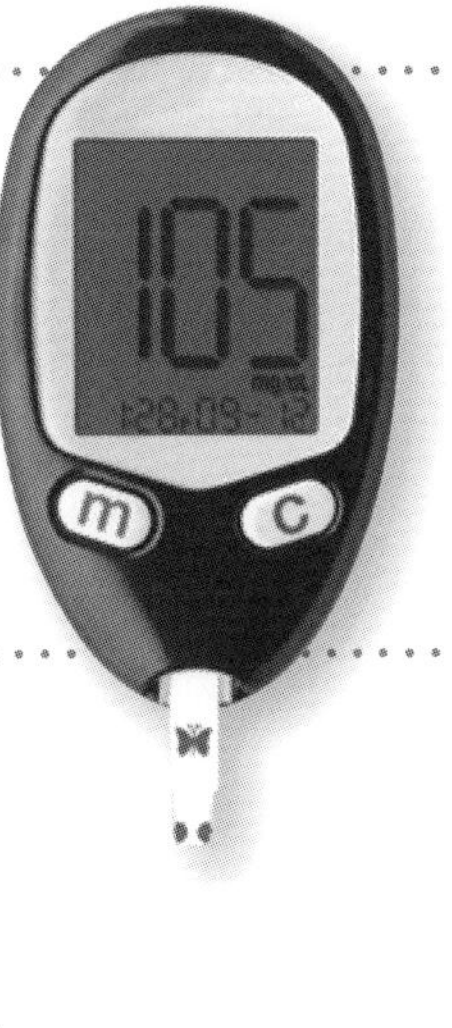

いつでもどこでも自分で血糖値を測定することができる小型の血糖値測定器があると便利。測定器に、センサーやランセット（針）がセットになって販売されているものも。

れば、それが一過性のものなのか、本格的に危険ゾーンに突入しつつあるのかを知ることができます。

血糖値は一日のうちに何度も大きく変動するため、なるべく同じ時刻に、同じ条件（空腹時、食後など）で測ることが重要。

自分の血糖値と日々向き合うことで、エクササイズをはじめとする生活習慣改善のモチベーションも上がることでしょう。

5 同窓会に行こう

国の医療費が増え続ける中、このところ、予防医療の大切さがさかんに言われています。

私自身も、予防医療家として多くの人にアドバイスをおこなっていますが、つくづく感じるのは「予防へのモチベーションを上げるのは難しい」ということ。実際に病気になってからでないと、リアルに危機感を感じることは難しいのです。

医療関係者でさえ、脳卒中や心臓病で亡くなる人は少なくありません。他人のことはよく見ていても、自分のことはわからないのです。

だからこそ**「他人の意見はよく聞いておくべきだ」**と、強く感じます。「ずいぶん痩せたんじゃない？」とか「どうしたの？　顔色が悪いよ？」といった周囲の声には素直に耳を傾け、「念のために病院に行っておこうかな」と、迅速に行動に移しましょう。

そのためにも、**同窓会などの機会があれば、逃さずに参加したいもの。**

あまりいつも一緒にいる人だと、少しずつの変化には気づかないこともあるため、**「久しぶりに会った人」の意見こそが貴重**なのです。

40代以降になると、同級生で大病をわずらった人が増えてきます。「ヘビースモーカーの○○君が肺がんになった」といったニュースも飛び交い、それこそリアルな危機感を感じることができます。

そうした場所に身を置いてみることも、予防へのモチベーションを高めるという意味では重要なのです。

6 タバコをやめよう

タバコが健康に「百害あって一利なし」なのは、もはや言うまでもないことですが、一見直接関係のなさそうな血糖値にも、タバコは少なからぬ影響を及ぼしています。

タバコを吸わない人と比べて、タバコを一日に20本以上吸う人の糖尿病発症リスクは1・6倍にもなるというデータもあります。（図12）

というのも、**タバコを吸うとインスリン抵抗性が増す**からです。コロラド大学のブライアン・バーグマン博士らによる2012年の論文によれば、タバコに含まれるニコチンがインスリン感受性を減少させると言い

図12 喫煙状況別にみた糖尿病の発症リスク

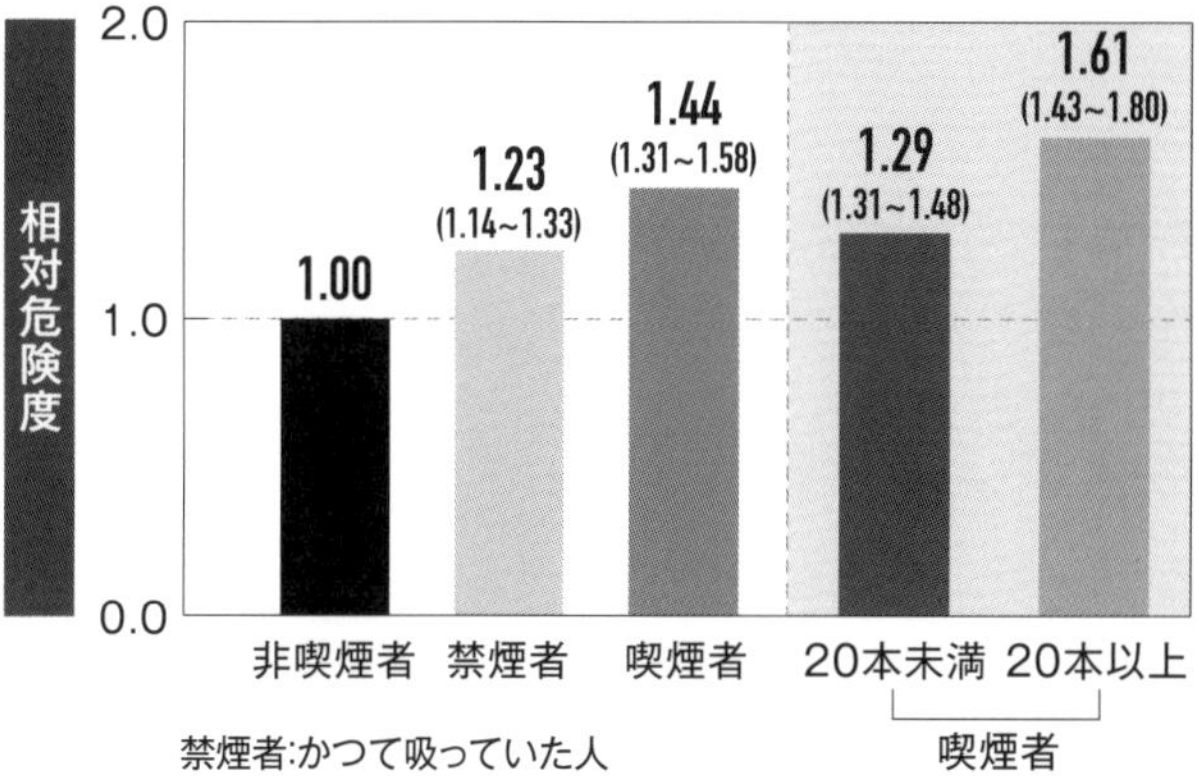

出典：Willi C, 2007（医学雑誌「JAMA」に掲載の論文より作図）

ます。いわば、タバコに含まれるニコチンがインスリン受容体に「フタ」をして、その機能を制限してしまうようなイメージです。

これは、風邪薬に入っている「抗ヒスタミン」の働きとよく似ています。外部からの異物を知らせるヒスタミンを受け取らないようにセンサーにフタをして、鼻水や目のかゆみを止めているわけです。

インスリン受容体は、インスリンと結びついて、細胞が糖を取り込むための経路をひらきますが、その受容体がうまく働かないと、糖の取り込みが滞ります。

いくら「加藤式・降糖メソッド」でインスリン受容体をせっせと増やしていても、これでは意味がありませんよね。

実際、ハードな運動をしているのに血糖値が高いと言われている人は、たいていがヘビースモーカーなのです。

7　薬に頼らない

　ここまでお話ししてきたように、日常にエクササイズを取り入れ、ほんの少し生活習慣を改めれば、ハードな運動をしたり、つらい食事制限をしたりしなくても、必ず血糖値は下がってふたたび健康な体を手に入れることができます。

　ですが、そのためには、**まずなにより「安易に薬に頼らない」と決心することが大切です**。「薬を飲めばなんとかなる」という発想のままだと、生活習慣を改善するモチベーションを保つことは難しいからです。

　それに「薬を飲めばなんとかなる」という発想自体が、あなたの健康をむしばんでいきます。

薬をもらって首尾よく血糖値が下がったとしても、元凶である生活習慣はちっとも変わっていないわけですから、いずれまた血糖値は上がりますし、高血糖以外の別の生活習慣病を発症する可能性も高まります。するとまた別の薬を処方されるようになり、その副作用を抑えるための新しい薬まで飲まなければならなくなったりします。

私の知人のお父上は、高血圧の薬に始まり、副作用のめまいを抑える薬、そのまた副作用の便秘を解消する薬、そのまた副作用の食欲不振を解消する薬……といった具合に、芋づる式に薬を処方されていき、いつの間にか10種類以上もの薬を飲む羽目になっていました。

しかも、それだけの薬を飲んでいても、いつもよく寝られず、ぼーっとしていて体の調子が悪かったと言います。いえ、むしろ「それだけの薬を飲んでいたから」と言うべきでしょうか。

そこで、私の前著『薬に頼らず血圧を下げる方法』を読んでもらい、ツボ押しやストレッチなどのセルフケアを取り入れてもらったところ、体調はすこぶる良好になりました。今では、かつて飲んでいた薬をきれいさっぱり、卒業されました。

人間には、調子を崩した体を自分で立て直す仕組みが備わっています。その「自然治癒力」にフタをしているのも薬だということも忘れないでほしいのです。

「ノンストレス」で暮らすことの大切さ

本書で繰り返しお話ししてきたように、高血糖は多数の日本人が抱える

「国民病」であり、放っておけば死にも至る病気です。

ですが、その怖さを知ってもなお、「生活習慣を変えよう」というモチベーションを保つことは、簡単なことではないかもしれません。

健康で長生きするという「先々のメリット」のために、今の生活でさまざまなことを我慢するのは、とてもつらいことだからです。

だからこそ、**生活習慣を変えるには「ノンストレス」であることがとても大切です**。

忙しいのに毎日ジョギングをしようとしたり、おいしいものが大好きなのに味気のない食事制限を実践しようとしても、よほど我慢強い人でない限り、早晩挫折してしまうことは明らかです。

そんな問題意識から誕生したのが「加藤式・降糖メソッド」です。

1日たったの3分の簡単なエクササイズですから、三日坊主になる心配はありません。

もちろん、好きな食べ物を我慢する必要もありません。

とことん「効率」を重視したメソッドなので、最小の努力で十分な効果を得ることができます。

なにも犠牲にすることなく、充実した人生を楽しみながら、健康な体を手に入れましょう！

加藤式・降糖メソッド
音声ガイダンスご利用方法

▼

ダウンロード方法

1 PC・スマートフォンで音声ダウンロード用のサイトに（AＢいずれかの方法で）アクセスします。

A QRコード読み取りアプリを起動し、QRコードを読み取ってください。

B ブラウザから「http://febe.jp/magazinehouse」にアクセスしてください。
（wwwはつきません。ご入力間違いにお気をつけください）

2 表示されたページから、FeBeへの登録ページに進みます。

※音声のダウンロードには、オーディオブック配信サービスFeBeへの会員登録（無料）が必要です。すでに登録済みの方は、ログイン後に**3**に進みます。

3 登録後、シリアルコードの入力欄に「31312」を入力して「送信」をタップ（またはクリック）します。

4 （PCでは「音声を本棚に追加する」のボタンをクリックしたあと、）続く画面で「本棚で確認する」をタップ（またはクリック）します。

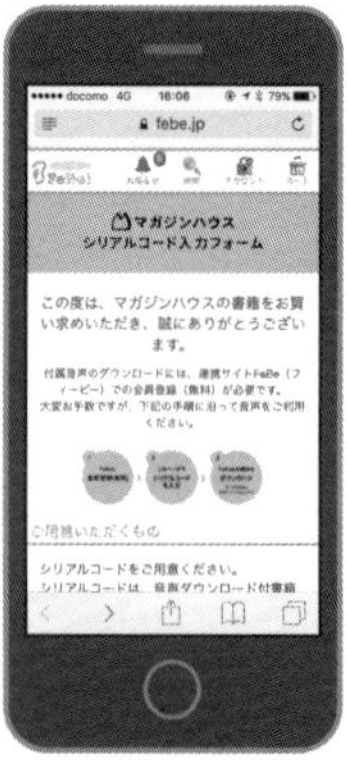
febe.jp
マガジンハウス
シリアルコード入力フォーム
この度は、マガジンハウスの書籍をお買い求めいただき、誠にありがとうございます。
シリアルコードをご用意ください。

↑

登録後の画面。ここから下にスクロールすると、シリアルコード入力欄が出てきます

5 [**スマートフォン**]

アプリ「FeBe」の案内が出ますので、アプリをダウンロードの上、ご利用ください。

[**PC**]

続く「再生方法」の「PC」にお進み下さい。

※音声は何度でもダウンロード・再生いただくことができます。
※ダウンロードについてのお問い合わせ先
info@febe.jp（受付時間：平日の10〜20時）

再生方法

[スマートフォン]

1 「オーディオブック」タブの「本棚」画面で、本書をタップ

2 画面右上の「雲」マークをタップ。データのダウンロードが始まります。なるべくWiFiにつながった環境でおこなってください。

3 再生したい音声ファイルをタップ。停止させるまで、自動で次の音声ファイルに進み続けます。タイマー機能を使うと、設定した時間が経過したのちに自動停止されます。

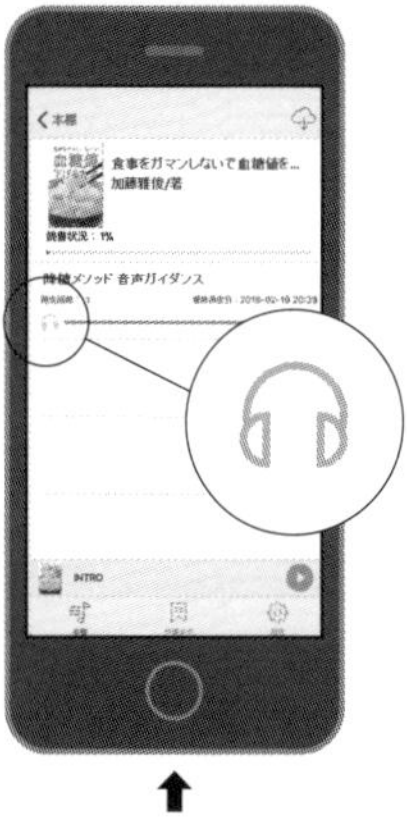

音声ファイル名の下にヘッドフォンのアイコンが出ていれば、ダウンロードが完了しています。

[PC]

1 「本棚」ページで「ダウンロード」をクリック

2 「分割版」を選んで「一括ダウンロード」をクリック。
音質はお好みのほうをお選び下さい。

3 ここからはPCの機種によって異なります。

Windows Media Player（Windowsパソコン）

1 Windows Media Player（WMP）を開く

2 保存したフォルダの中のすべてのファイルを選択して、PC内の「ミュージック」に保存

3 WMPで「ライブラリ」→「音楽」→「アルバム」と開く

4 再生したい音声ファイルをクリック。自動でそこから先がずっと再生されます。

iTunes（Macパソコン）

1 iTunesを開く

2 保存したフォルダをドラッグ＆ドロップでiTunesの「ライブラリ」に保存

3 再生したい音声ファイルをクリック。自動でそこから先がずっと再生されます。

※注：以上は大まかな流れです。バージョンによって細かい点が異なります。
詳しくはお使いのPC、アプリケーションのご説明書等をご確認ください。

おわりに

本書は、私のこれまでの著作と同様に、「医療に改革を起こしたい」という思いで書いたものです。

改革と言うとなんだか大げさですが、病院や製薬会社を変えたい！というような意味ではなく、「病院や薬に頼らなくても、自分の体は自分でメンテナンスできる」というのが私の変わらぬメッセージです。

もちろん、薬を飲まなくてはいけない人は存在します。「薬は毒だからいっさい飲むな！」などと申し上げる気はさらさらありません。しかし、薬剤師として薬に携わるなかで、「いらない薬」が処方されているケースを多く目にしてきたのもまた、事実です。

以前、血圧の本を出したとき、本の中で紹介した降圧ツボや降圧ストレッチをある人に勧めてみたところ「自分は薬を飲んでいるから大丈夫」という返事がかえってきて驚愕したことがあります。

薬によって正常値を保つのは、けっして「健康」な状態ではありません。しかし、そのように錯覚している人は少なくないのではないでしょうか。

医師は医師で、「薬で（値を）コントロール」「コントロールしましょう」というような言い回しをよく使います。「コントロール」と言われると、なにやらスマートに健康管理をおこなっているような気がしてきます。

そんな状況もあって、薬を飲むことに対して感覚が麻痺している人が増えているように思います。

このような流れは、そろそろ止めなくてはなりません。

本来、薬は一生飲み続けるようなものではないのです。

人間の体には、すばらしい自然治癒力があります。ならば、それをフルに活かそうではありませんか。

それが、私の考える「予防医療」です。

このことを、私はこれまでもツボやアロマ、ストレッチといったさまざまなアプローチでお伝えしてきました。

そして今回、満を持してご紹介するのが、本書の「加藤式・降糖メソッド」です。

今回、ご協力いただいたモニターさんの中には、薬でなければ下がらないと思っていた血糖値が、1日3分間のエクササイズで下がったことに驚いていた方もいらっしゃいました。しかし、それが人間が本来持っている力なのです。なかには、どうしても薬に頼らざるをえない人もいるでしょうが、そう思い込む前にぜひ、このエクササイズを試していただきたいと思います。

それで、薬を飲む必要がないとわかれば、それに越したことはありません。

モニターさんの中には、1週間で劇的に血糖値が下がった方もいれば、下がり方が比較的ゆるやかだった方もいます。

人の体はそれぞれですから、すぐに成果が出なくてもあまり焦らず、自分の体を信じてしばらく続けてみてください。

そうすれば、いずれ実感していただけるのではないでしょうか。「人間の体ってすごい！」と。

そんな気づきを、ぜひ本書を通じて得ていただきたいと願っています。

平成30年2月吉日　　　加藤雅俊

[著者プロフィール]

加藤雅俊（かとうまさとし）

薬剤師、体内環境師®。JHT日本ホリスティックセラピー協会会長。大学卒業後、製薬会社で糖尿病検査薬の開発研究にたずさわる。全国の病院を回り、薬剤依存型の治療に疑問をいだき、予防医療を研究。1995年に自らのサロンとスクールを開業。モデル、女優、プロアスリートの体内環境ケアも手掛ける。主著に『薬に頼らず血圧を下げる方法』（アチーブメント出版）、『Dr.クロワッサン　リンパストレッチで不調を治す！』（小社刊）。加藤雅俊による「高血糖相談室」「血圧相談室」を随時開催！　詳細はJHT日本ホリスティックセラピストアカデミー☎03-6441-2232（平日11:00-18:00）もしくはhttp://www.jht-ac.com/で。

ブックデザイン　轡田昭彦＋坪井朋子
編集協力　藤田美菜子
イラスト　成瀬 瞳
図表　アルファヴィルデザイン
モデル　原歩美
写真　中島慶子
ヘアメイク　TOYO
衣装協力　suria（インターテック）／☎050-3821-2940

食事をガマンしないで血糖値を下げる方法

2018年3月15日　第1刷発行

著　　者　加藤雅俊
発 行 者　石﨑 孟
発 行 所　株式会社マガジンハウス
〒104-8003 東京都中央区銀座3-13-10
書籍編集部　☎03-3545-7030
受注センター　☎049-275-1811
印刷・製本　中央精版印刷株式会社

ISBN978-4-8387-2985-2 C0095

マガジンハウスのホームページ　http://magazineworld.jp/